RECHERCHES

SUR LA STRUCTURE DES ORGANES DE L'HOMME

ET DES ANIMAUX LES PLUS CONNUS.

AMIENS. — IMP. DE LENOEL-HEROUART, RUE DE LA RÉPUBLIQUE, 10.

RECHERCHES

SUR LA

STRUCTURE DES ORGANES DE L'HOMME

ET DES ANIMAUX LES PLUS CONNUS,

Par C.-F. BOUCHER,

Dr. MÉDECIN A AMIENS,

Avec 104 figures.

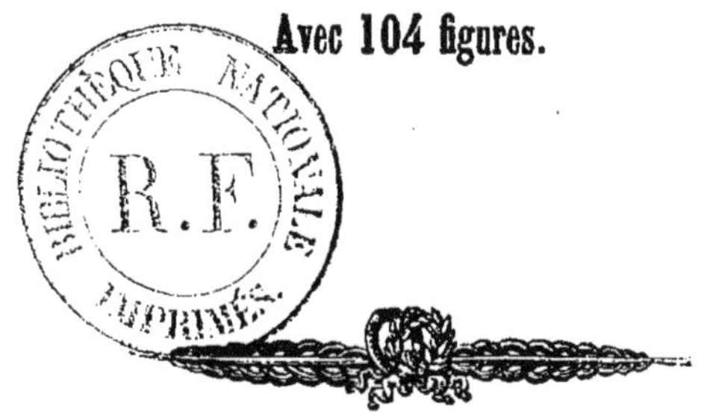

PARIS,

GERMER-BAILLIÈRE, LIBRAIRE-ÉDITEUR,

17, RUE DE L'ÉCOLE DE MÉDECINE.

1848.

PRÉFACE.

Le microscope a fait connaître, d'une manière satisfaisante, la structure des végétaux, dont les organes élémentaires ont une grosseur et une solidité suffisante, pour être divisés et examinés commodément. La physiologie végétale a trouvé, dans cette connaissance, la source de nombreuses recherches, et a fait de sensibles progrès. Depuis que les instruments d'optique ont été perfectionnés, beaucoup d'hommes savans et laborieux ont cherché à découvrir la forme et l'arrangement des parties qui composent les animaux. S'ils ont surmonté les difficultés que leur opposait la délicatesse de ces organes; comment se fait-il que la physiologie ne tire aucun parti de leurs découvertes?

Toutes les peines qu'a coutées, dans ces derniers temps, l'anatomie de structure, sont, en effet jusqu'aujourd'hui, à peu près perdues: le microscope n'est, pour beaucoup de personnes, qu'un joujou bon à consumer le temps des gens minutieux, qui en ont de reste. Cependant, comment le physiologiste cherchera-t-il la composition des machines dont il veut trouver le jeu? La demandera-t-il à la chimie? La chimie détruit les objets qu'elle examine. Etudier un corps en le transformant, n'est-ce pas courir après l'erreur? qu'avons nous appris en métamorphosant les muscles, les nerfs, les glandes en hydrogène, carbone, oxygène, azote, que nous ne connaissons pas mieux que ces organes? Quand on les connaîtrait bien; quand on saurait bien exactement en quelles proportions ils composent le sang et les chaires; comment cela nous conduirait-il à savoir par quel mécanisme le foie secrète la bile? Le chimiste conclut non de ce qu'il voit, mais de ce qu'il change. Lorsque des réactifs indiquent ou plutôt semblent indiquer la présence du pus dans le sang, ne peut-on pas demander s'il ne serait pas plus sûr de l'y voir sans la coopération des réactifs? On va me répondre qu'il ne peut devenir visible sans leur action: Alors je demande, à mon tour, si on est bien sûr de ne pas le créer dans l'opération chimique. Le microscope, avec ses difficultés, avec ses illusions, vaut donc bien la chimie. D'ailleurs est-il bien la cause des erreurs dont on l'accuse; et ne pourrait-on trouver les moyens de les éviter?

L'usage simple et naturel de nos yeux, si bons qu'ils soient, nous trompe toutes les fois que nous ne pouvons retourner les objets sous diverses faces, ou séparer leurs parties, quand ils sont composés. Il s'écoulerait, sans doute, bien du temps avant qu'un homme, qui n'aurait jamais vu d'étoffes, parvînt à comprendre l'arrangement des fils d'un de nos tissus compliqués, s'ils n'en regardait que les surfaces. Les anatomistes, pour leurs études microscopiques, se mettent dans le cas de cet homme: Ils examinent les tissus sans les décomposer; ils voient et cherchent à interpréter, sans analyser. On a aperçu la surface des globules sanguins se plissant comme s'ils étaient enveloppés d'une membrane: aussitôt les voilà devenus des cellules, contenant un noyau. On trouva, ensuite, dans tous les liquides animaux, des corpuscules qui furent, par analogie, non pas tout à fait des cellules, mais des noyaux. On fit des fibres, comme on avait fait des cellules. On nous décrit, dans nos livres classiques des cellules formées par l'entre-croisement des lames de ce que l'on appelle tissu lamineux ou cellulaire. On dit que ces lames sont composées de fibres, mais personne ne l'avait vu. Les micrographes ont construit ces cellules avec des fibres; puis les fibres avec des cellules; tout cela combiné de noyaux. Est-ce donc le microscope qui leur a montré ce galimathias? On soumet, à cet instrument, de petits morceaux d'organes coupés, et, bien plus souvent, arrachés sans s'inquiéter beaucoup si on change les formes et le rapport des parties. On déchire les muscles; on ne prend pas plus de précautions pour les nerfs. On attaque ceci avec de l'acide nitrique, cela avec de l'acide acétique; et, de la résistance à ces agens, ou de la destruction d'un grumeau presqu'imperceptible, on tire des preuves certaines que c'est une cellule, un noyau..... Avec de tels procédés, il n'est pas étonnant qu'on ne s'accorde pas; et que l'étude de l'anatomie de structure soit considérée tout au moins comme inutile.

La recherche des éléments des organes menait tout naturellement à celle des transformations successives, qu'ils doivent éprouver, pendant le développement de l'animal. Saisir les premiers linéaments de l'être qui s'organise; c'est assez attrayant pour que l'on essaie de surmonter les difficultés que peut présenter une pareille recherche. Si cette connaissance, d'ailleurs, ne doit être d'aucune utilité pour la médecine, la curiosité, si générale sur ce sujet, devait pousser les anatomistes à s'en occuper. Ils l'ont fait: mais, ne connaissant ni la forme ni le rapport des éléments organiques, arrivés à leur état de perfection, ils ne pouvaient les reconnaître dans leurs commencements: et ils se sont laissé conduire à admettre, dans l'apparition et la transformation des organes, une succession au moins inexacte. Le scalpel, conduit le plus souvent par des vues théoriques, et plongé, presqu'au hasard, dans des embryons encore fluides, mutila ou enleva certaines parties, trop petites pour être vues. On crut compléter ces résultats par des recherches sur des animaux plus simples; et, avec des observations, faites sur les oiseaux et les reptiles, on arrangea un système sur la formation des mammifères et de l'homme. Si, par hasard, les moyens employés pour l'étude de embryons des derniers animaux, n'étaient pas meilleurs que ceux avec lesquels on a examiné les mammifères, qu'elle confiance donner à tous ces travaux? je n'entrerai pas dans cette discussion: le peu d'observations, sur ce sujet, que contient ce livre, en dira plus que moi.

Je n'ai encore montré, jusqu'ici, d'autres causes d'erreurs que les fautes des observateurs; et je m'entends objecter que tous les hommes, qui s'occupent du même sujet, ne sauraient se tromper de la même manière. Cela serait vrai, s'il en était beaucoup qui osassent s'écarter du sentier battu. Dans un pays peu connu, il faut être hardi pour marcher tout seul. Les hommes se suivent les uns les autres, dans les sciences, tant que les découvertes ouvrent une autre route. Alors, même alors, il en coûte tant d'en changer, qu'ils commencent toujours par défendre leurs erreurs.

Le microscope n'agrandit que la puissance de la vue: Ne lui demandons pas autre chose. Le raisonnement ne peut plutôt remplacer nos yeux armés de cet instrument, qu'il ne remplace nos yeux nus. Le pouvoir presque merveilleux qu'il leur donne, a ses limites. L'œil qui l'emploie, déjà sujet à l'erreur, en recevant des perceptions sous une forme nouvelle, peut se tromper encore plus facilement. Le microscope exige presque toujours que nous éclairions les objets par dessous: il nous trace leurs images par une silhouette qui nous montre tout dans le même plan. Les contours, les lignes accidentelles, formées par la rencontre des parties, sont indiquées par les mêmes traits: tout est fibre; tout est réseau. Plus les grossissements augmentent, plus les corps, que nous examinons, semblent se réduire à une simple surface, dans laquelle les dessous jettent la confusion: Plus, en même temps, le champ visible se rétrécit, et nous perdons l'avantage des comparaisons. Tous les microscopes partagent ces inconvénients: mais tous ne les ont pas au même degré. Il est donc utile de chercher, dans les effets de l'un, la contre-épreuve de ce qu'un autre à fait voir. C'est par là que j'ai été conduit à me servir du microscope solaire, rélégué, jusqu'aujourd'hui, dans les cabinets de physique amusante. Je conviens qu'il donne des peines et des embarras; qu'il a des exigences, dont il est commode de s'affranchir. Mais, outre qu'il offre, pour le dessin, une facilité qu'on cherche en vain dans les plus ingénieux appareils; il a une puissance qui ne peut toujours rester inutile. Personne, en effet, ne peut disconvenir que tel objet, qui est vu simple, sous un grossissement médiocre, pourrait bien être trouvé composé, avec une plus grande amplification. Les images, les mêmes pour toutes les vues, sont tracées dans un champ assez large pour permettre de voir, d'un seul coup d'œil, non seulement plusieurs parties du même objet, mais encore plusieurs objets différents. Ces avantages donnent, aux expériences, une assurance et une promptitude auxquelles j'attribue mes découvertes, et le mettent au dessus des autres microscopes, avec lesquels je crois qu'il sera difficile, sinon impossible de les vérifier.

Le choix des microscopes et l'habileté à s'en servir ne constituent pas l'art de l'anatomiste. Les éléments organiques des animaux sont extrêmement petits; on ne peut les apercevoir qu'avec des grossissements, pour lesquels il faut absolument que les objets aient une transparence suffisante. Il est donc nécessaire de réduire les parties les plus molles, le cerveau lui-même, en tranches fort minces, sans changer la forme et sans altérer le rapport de ces éléments si délicats et si peu liés qu'ils puissent être. Lorsque nous les soumettons à nos recherches, il est probable qu'ils ont déjà éprouvé des changements de forme, de couleur et de relation. Les loges de la cellulosité étaient, pendant la vie, distendues, jusqu'à un certain point, par une vapeur: après la mort, elles ont été affaissées par le poids de l'air, auquel cette vapeur refroidie ne résiste plus. Les canaux extrêmement minces des petits vaisseaux, vidés par l'exhalation; ceux des glandes et leurs vésicules, pleins de matières que la chaleur de la vie maintenait liquides, ne contiennent plus que quelques grumeaux coagulés par le froid de la mort. Abandonnés à leur élasticité, tous se plissent;

tous sont couverts de fibres. Il faut donc les placer dans toutes les situations; les séparer, les déployer; remplir et vider les cellules, les distendre et les ouvrir.

La division des chairs en tranches minces, égales et intactes, est impossible avec les scalpels ou les ciseaux: l'inutilité des tentatives que l'on a faites, avec des instruments plus ou moins ingénieux, m'exempte de le prouver. Elle ne devient pratiquable que par la solidification des organes. Ce que j'ai dit, plus haut, des procédés chimiques, fera supposer que je ne compte pas beaucoup sur eux. Les personnes, qui seront tentées d'y recourir, verront bientôt qu'ils justifient bien ma défiance. D'ailleurs les expériences exigent que la même pièce, dont on n'a étudié d'abord l'ensemble, soit ensuite divisée, comprimée, écrasée même; par conséquent la solidification ne doit pas être permanente. Le seul procédé, qui remplisse ces conditions, est la gelée, soit naturelle soit artificielle. On pourrait craindre que la glace ne déchirât ces cellules, ces membranes si délicates; en un mot, n'agit sur les organes des animaux, comme elle détruit les fruits. Un quart d'heure d'expériences aura bientôt dissipé ces craintes. Une légère cuisson; une dessication ménagée, après l'immersion dans l'alcool, m'ont quelque fois aidé: mais tous ces moyens sont difficiles, presque toujours insuffisants, et ne pourront jamais remplacer la congélation, pour celui qui s'en est servi une seule fois.

Lorsqu'à l'aide de ces procédés, et de tous ceux qu'il peut imaginer, l'anatomiste est parvenu à bien connaître la structure d'un organe; il n'a rempli que la moitié de sa tâche. Il faut qu'il donne aux autres les moyens de répéter sûrement et promptement ses expériences; il faut qu'il ne présente, aux physiologistes, que ce que le crayon peut traduire à leurs yeux, s'il veut qu'ils puissent s'en servir, et que ses travaux ne soient ni perdus, ni peut-être méprisés.

Lorsque la disposition élémentaire des organes des animaux sera bien connue, le voile, qui couvre leurs opérations, sera-t-il bientôt soulevé? Ceux qui nous ont enseigné la physiologie, le croyaient, puisqu'ils l'ont dit et répété tant de fois; puisqu'ils ont soumis toutes les parties du corps à tous les moyens d'analyse qu'ils ont pu imaginer. Mais, l'écolier, qui a vingt fois démonté sa montre et reconnu toutes les roues, ne sait pas, pour cela, l'horlogerie. La connaissance de la structure organique conduira à des déductions immédiates; à celles qui sautent aux yeux, et qui sont le cachet de sa certitude. Mais, avant que les découvertes ne produisent leurs meilleurs fruits, il faut que le temps les ait mûris. Depuis que l'on connaît et que l'on poursuit les lymphatiques, dans la profondeur des organes, que sait-on sur leur usage? Si on réfléchit que la nutrition, que nous attribuons au sang, s'exécute avec plus d'énergie, peut-être, dans les animaux, à mesure qu'ils ont moins de sang; que l'embryon de l'homme, se nourrit fort bien avant d'en avoir; si on observe que, de nos jours, personne ne doute que les sécrétions n'épurent le sang quand il est dans les artères, c'est-à-dire quand il est arrivé au degré de perfection où il a été appelé chair coulante : on serait fort embarrassé pour répondre à celui qui aurait la hardiesse de dire que les physiologistes ignorent encore à quoi sert la circulation; et que cette brillante découverte, tant exploitée par toutes les théories, et dont l'analyse occupe la plus grande partie des plus hautes études médicales, a produit plus d'hypothèses que de vérités. L'anatomiste, qui aura complètement analysé l'organisme, possédera un moyen sûr de s'éclairer : mais il n'aura pas, pour cela, le doigt sur le secret de la nature. Il y a trop loin, de la connaissance la plus parfaite des fibres du cerveau; des fluides qu'elles contiennent, et de leur arrangement respectif, à la plus petite notion des forces dont il est l'instrument. Mais si, tout-à-coup, nous venions à découvrir quelque force naturelle à laquelle on pût comparer celles qui régissent la machine animale : qui osera dire, que cette anatomie ne viendra pas, aussitôt, établir et résoudre le problême le plus compliqué de l'organisation? Les expériences les plus décisives nous apprennent que les veines sont directement continues aux artères; et, on nous enseigne que les sécrétions sont faites aux dépens du sang artériel, par une communication entre les vaisseaux sanguins et les canaux sécréteurs des glandes. Que le microscope prouve que c'est une invention théorique; qu'il donne, aux physiologistes, l'idée que le mécanisme des sécrétions ne se réduit pas à ce mystère; qu'il les conduise ainsi à rechercher le rôle de la glande, dans la fonction dont elle est chargée; on conviendra que ceux qui l'auront employé à cela, n'auront pas tout-à-fait perdu leur temps.

RECHERCHES

SUR

LA STRUCTURE DES ORGANES DE L'HOMME ET DES ANIMAUX LES PLUS CONNUS.

CELLULOSITÉ.

La matière blanche, molle, élastique, que l'on trouve dans l'intervalle des organes des animaux, est imprégnée d'une certaine quantité de liquides : par conséquent on a pensé qu'elle devait laisser, entre ses parties, des vides pour les contenir. Les effets les plus apparents de l'insufflation, sur les animaux de boucherie, ont forcé d'admettre que ces vides étaient compris dans des lames entre-croisées, extrêmement minces. Cependant, comme la théorie physiologique exigeait que tout le corps fût composé de fibres, on supposa, à ces lames, une contexture fibreuse ; et, cette matière, reçut le nom de tissu cellulaire. Quelques anatomistes l'ont appelée cellulosité, pensant la désigner par sa propriété essentielle : mais elle n'est pas toujours creusée de cellules, et cette expression n'est pas beaucoup plus exacte que la première. Je la préfère néanmoins à un mot nouveau, qui pourrait bien encore être aussi mauvais, parce qu'il signifierait toujours trop ou trop peu.

La cellulosité, arrangée de différentes manières, compose un grand nombre d'organes : c'est donc par elle qu'il faut commencer l'étude de la structure élémentaire du corps. Il faut aussi la connaître d'abord, dans son plus grand état de simplicité, afin d'avoir, dans ses principales propriétés, les moyens de comparaisons indispensables pour la reconnaître sous ses diverses apparences. Les portions, qui sont sous la peau, ou dans les intervalles des muscles, sont celles qu'il faut choisir. Quoique la cellulosité soit douée des mêmes propriétés dans l'homme et tous les mammifères, il en est pourtant qu'il faut préférer pour commencer cette étude. La matière cellulaire de l'homme et celle du lapin domestique, à cause de leur mollesse, sont les plus commodes. Pour en obtenir des morceaux peu défigurées, il faut les couper avec un scalpel bien affilé, sur un animal gelé. Si on les soumet à un grossissement de un à deux cents diamètres; on n'y voit d'abord qu'une plaque de matière grise, entrecoupée, dans tous les sens, par des lignes très-confusément disposées. Avec plus d'attention, on les trouve formées d'une réunion confuse de bouts de cylindres contournés, comme le représente la figure 1re. On voit même fort distinctement, la coupe de plusieurs de ces cylindres, comme en *a*, *b*, *c*, *d*. Si la pièce, après avoir été placée sur le porte-objet, avait été tirée en deux sens opposés, ils s'arrangeraient en lignes un peu ondulées, fig. 2. Quelque fois les ondulations sont plus visibles, d'autres fois, au contraire, et suivant le degré de traction, elles le sont beaucoup moins; tandis que les lignes droites sont plus prononcées, de sorte que la cellulosité semble composée de fibres. Enfin, avec un grossissement un peu considérable, ces fibres paraîtront être à leur tour une réunion de polyèdres confus.

Il n'a pas été possible, jusqu'ici, de reconnaître de cellules dans ces pièces; et, si on pensait que ces polyèdres, si difficilement et si confusément aperçus, pussent en être; ce ne serait encore qu'une prévention. Pour lever cette difficulté, il faut chercher à remplir les cellules avec un fluide quelconque. L'insufflation, telle qu'elle est pratiquée dans les boucheries, les distend fort bien : mais comme elle en déchire beaucoup, elle renouvellerait les erreurs dont elle a déjà été la cause. Une putréfaction lente et adroitement ménagée, est le meilleur moyen d'arriver au but. On enferme, dans un petit bocal, des morceaux assez gros pour le remplir presqu'entièrement; et on les abandonne pendant quelques jours, dans un lieu frais. Les gaz, qui résultent de la fermentation putride des matières contenues dans les cellules, les distendent assez uniformément. On réussit encore très-bien en mettant les portions, que l'on a choisies, au milieu d'une certaine quantité de morceaux d'organes quelconques : les sucs, que ceux-c abandonnent, pénètrent dans les loges de la cellulosité et les remplissent. Un fragment de ces préparations, soumis au microscope présente alors la structure celluleuse évidente que représente la figure 3; structure qui a une ressemblance frappante avec celle de la matière cellulaire des végétaux. Si la tranche est prise sur un anima gelé; si elle est déposée sur le porte-objet sans avoir souffert de tiraillement; et qu'elle ait quelqu'épaisseur, les cellules sont sphériques comme dans la figure 4; et plus ou moins égales, suivant le succès de l'insufflation.

Si, après ces expériences, on pouvait encore craindre de se tromper et penser qu'il peut exister plusieurs matières cellulaires différentes; il y aurait un moyen sûr de dissiper tous les doutes: ce serait de ramener la cellulosité pleine d'air ou de fluide intersticiel, à l'état dans lequel on l'a étudiée d'abord. Il suffit, pour cela, de chauffer la pièce sous le microscope. Cette expérience se fait très-bien avec le microscope solaire. Quand on a ajusté cet instrument; on allonge son tube jusqu'à ce que le foyer des verres éclairants soit presque sur l'objet; et on voit, en quelques secondes, la chaleur dilater l'air ou l'eau, tandis qu'elle fait rétracter la matière organisée, qui reprend, à l'œil, son apparence ordinaire.

Ces cellules sont-elles des vésicules, qui aient chacune leurs parois propres; ou ne sont-elles que des loges creusées dans une substance homogène? L'insufflation de la boucherie les déchire et les étale en lames d'une seule pièce, figure 3, qui, tenues fixes par leurs voisines, se plissent peu, quoiqu'on les laisse sécher assez pour les transporter commodément sur le porte-objet. Si c'étaient des vésicules liées par un moyen quelconque, ces lames présenteraient des indices de leur séparation: mais elles sont uniformes, sans lambeaux, comme dans cette figure. Si on cherche à isoler ces cellules par quelque moyen mécanique que ce soit, on les réduit toujours en membranes finement plissées, dans lesquelles on ne trouve rien qui puisse faire supposer qu'on en a séparé une.

Dans la figure 3, les cellules ne semblent guères couvertes de fibres: cependant, lorsqu'on les étudie dans la plupart des animaux, sous de médiocres grossissements, on pourrait se croire obligé de l'admettre. Mais, dans l'homme et les animaux qui ont vécu renfermés, on voit, sans beaucoup de peine, qu'elles ne sont pas fibreuses. Dans les autres espèces, on peut s'en convaincre en les soumettant à une amplification suffisante; car on trouve que leur surface est très-légèrement plissée, comme le représente la figure 5. On peut en acquérir une autre preuve, en cardant la pièce avec une pincée d'aiguilles très-fines, ou un pinceau à gouacher, jamais on n'en détache un filament qui puisse être regardé comme un fibre.

La cellulosité intersticielle est donc une matière élastique, transparente, homogène, creusée de loges sphériques.

Graisse. — Plusieurs anatomistes ont essayé de faire regarder la graisse comme une matière organique spéciale. Leur opinion a eu peu de partisans. Il était trop facile de voir que la graisse, dans le même animal, apparaît où il n'y en avait pas auparavant; qu'elle disparaît ensuite sans qu'on puisse savoir où elle était. Il n'était pas supposable qu'un élément organique manquât dans le fœtus, jusque vers la moitié de sa vie utérine. Cependant les micrographes ont encore distingué les vésicules graisseuses, de ce qu'ils regardaient comme loges cellulaires. Les personnes, qui compareront la graisse de veau, dessinée dans la figure 7, avec la cellulosité insufflée du même animal, figure 3, seront déjà convaincues que ce sont deux substances pareilles. Les cellules sont disposées de la même manière; elles ont la même plissure; elles ne diffèrent que par ce qu'elles contiennent. Dans les animaux dont la graisse est blanche, on ne parvient à la distinguer de la cellulosité pleine d'air, que par la manière dont les cellules sont ombrées; et il faut une grande habitude des expériences, pour voir que ces ombres sont rendues plus foncées, et surtout sont étendues par les effets de la réfraction dans la bulle d'air. Enfin une bonne raison de croire à cette identité, c'est que la matière, dont les loges contiennent la graisse, a toutes les propriétés de l'autre, après qu'elles en ont été vidées. On peut très-aisément faire cette expérience de manière à en suivre les effets des yeux. Il suffit, pour cela, de prendre un morceau de graisse, sur le cadavre d'un enfant ou sur celui d'un jeune animal, dont la cellulosité soit bien molle, et de remplacer la goutte d'eau du porte-objet par un peu d'huile, d'alcool, d'éther ou d'essence de térébenthine. La chaleur de l'instrument accélère la combinaison, vide les cellules et ramène la pièce précisément dans l'état de celle qui a été dessinée figure 1.

La matière cellulaire intersticielle n'a pas partout la même mollesse, et ne renferme pas non plus partout de la vapeur et de la graisse. Tout le monde sait que la graisse n'a pas elle-même des propriétés physiques pareilles, dans toutes les parties du corps du même animal. La pulpe des doigts est constituée par une cellulosité ferme et compacte, qui contient un fluide analogue à la graisse, par ses propriétés principales; mais qui en diffère à plusieurs égards; et semble mêlée de quelque chose de gélatineux. La langue, organe de tact, présente aussi une cellulosité, figure 13, qui a des rapports avec celle de la pulpe des doigts, par sa compacité et son contenu : c'est ce que les anatomistes ont appelé *tissu jaune de la langue*. Il se trouvera sans doute des personnes qui penseront que le microscope m'a trompé, et que j'ai été ainsi conduit à des rapprochements forcés; je les engagerai d'abord à soumettre, au microscope, un morceau du prétendu tissu jaune avec un morceau de graisse: puis je leur ferai remarquer qu'il a toujours la couleur de la graisse de l'animal: ainsi, qu'il est blanc dans la langue du mouton; et qu'il est vide dans l'embyron, tant que sa cellulosité ne contient pas de graisse.

Moelle. — La moelle n'est encore qu'une cellulosité particulière aux os. Elle est d'une extrême mollesse : le fluide qui la remplit, est une espèce de graisse; tout le monde l'a reconnu. Il se divise assez facilement dans l'eau, de sorte que les cellules se vident avec une grande promptitude; surtout si la chaleur de l'instrument agit un peu sur la matière celluleuse, qui est très-rétractile. Les cellules en sont très-grandes : j'en ai mesuré qui avaient un vingt-cinquième de millimètre de diamètre, dans la moelle d'un femur de bœuf. Lorsqu'on les a vidées, en mettant, sur le porte-objet, une goutte d'alcool, au lieu d'eau; elles peuvent se remplir, si on abandonne quelques instants l'expérience.

Le soufflet pousse si facilement l'air dans toute la cellulosité du corps d'un animal; les fluides, dans les expériences que je viens d'indiquer, en traversent si vîte les loges; ceux qui s'accumulent dans les hydropysies, les parcourent si aisément, que l'on peut supposer qu'elles ne communiquent pas seulement par les pores de la matière, dans laquelle elles sont creusées. La cellule isolée de la figure 5, dessinée sous un grossissement de près de douze cents diamêtres, ne présente pas le moindre vestige d'ouverture. Cependant lorsque les loges cellulaires se vident, on les voit, pendant qu'elles se plissent, présenter toujours des petits cercles *a-f*, fig. 6. Quand elles ont repris tous leurs plis, ce sont ces petits cercles qui simulent les coupes de cylindres de la figure 1. Cette apparence pourrait faire penser qu'il existe là quelque communication d'une cellule à une autre. Mais avec quelque promptitude que la moëlle se vide, on ne voit rien sortir par aucune ouverture. L'air, chassé par la chaleur de l'instrument, de la cellulosité la plus molle, n'indique nulle part son passage par le plus petit courant. La matière celluleuse insufflée, abandonnée à l'air libre, par morceaux de quelques millimètres d'épaisseur, ne perd pas sensiblement de son volume. Je me crois donc autorisé à croire que les cellules n'ont aucune ouverture de communication.

Les loges de la cellulosité contiennent une quantite considérable de grumeaux inégaux, fort petits, qui se répandent dans l'eau, pendant qu'on l'examine. Il est extrêmement probable qu'ils résultent de la coagulation des fluides par le refroidissement.

Dans le fœtus très jeune, la matière celluleuse est très-molle. Les intervalles des cellules s'allongent en cordons repliés *a* fig. 8, par la plus légère traction. Lorsqu'ils se trouvent tirés un peu plus fortement ces cordons se serrent parallèlement ; les cellules s'alongent et se rétrécissent beaucoup ; parce que leur partie la plus mince tend à s'effacer : et la pièce prend un aspect fibreux, dont cette figure donne déjà l'idée. Si la traction va jusqu'à déchirer le morceau : ces replis résistent seuls ; les cordons cassent ; les parties minces s'allongent, et tout se réduit en fragments qui ont l'aspect de la figure 9. C'est ainsi que l'on voit la cellulosité se diviser dans les très-jeunes embryons lorsque, par un moyen quelconque, on cherche à séparer leurs organes les uns des autres. Il semblerait, si on n'en n'était prévenu, que les cellules n'existent pas encore ; cependant elles sont relativement très grandes. Cette même figure 8, donne le moyen de le voir par les espaces que circonscrivent les cordons intercellulaires.

La cellulosité a la même structure dans les quatre classes de vertébrés. Elle est plus ferme dans les oiseaux que dans les mammifères, elle l'est moins dans les reptiles que dans ceux-ci ; enfin elle est, dans les poissons, d'une mollesse qui en rend l'étude très-difficile. Elle est, dans tous, d'une transparence vitreuse, lavée de gris, très élastique et rétractile par la chaleur humide. Je l'ai trouvée plus ou moins noire, dans le peu d'insectes que j'ai examinés, et dans le petit nombre de mollusques, qui est sous la main de tout le monde.

MEMBRANES SÉREUSES.

Les mésentères, les épiploons, les cloisons, qui divisent la grande cavité du corps des oiseaux, ne sont que des feuillets d'une cellulosité exactement pareille à celle des intervalles musculaires. Ils n'offrent, en aucun endroit, des parties plus compactes, et ne sont, nulle part, comme la peau et les muqueuses, couverts de ces membranes minces et homogènes, qui doivent jouer un rôle important dans les sécrétions. Lorsqu'on soumet, au microscope, un morceau de l'un de ces feuillets, on lui trouve l'aspect de la cellulosité représentée fig. 1. L'insufflation de la boucherie ; celle qui résulte d'un commencement de putréfaction dans le cadavre de l'homme ou des animaux, en remplissent les cellules aussi également que celles de toute autre cellulosité. La graisse s'y accumule aussi uniformément que dans celle des intervalles des muscles.

Les articulations ne contiennent pas même de couches que l'on puisse comparer à ces feuillets celluleux : les parties molles, qui les limitent, sont recouvertes, tout simplement, d'une couche de cellulosité plus molle et plus lâche que celle qui sépare les faisceaux des muscles. Cette couche existe à peine ici; là, elle a une certaine épaisseur; plus loin elle forme des pelotons nommés franges synoviales; ses cellules contiennent une graisse plus fluide que celle des autres parties du corps; elles se remplissent d'air dans les animaux soufflés.

Non seulement il n'existe pas de bourses membraneuses dans les endroits où glissent les tendons; mais il n'y a pas même de cavités autour d'eux. Les tendons, eux-mêmes celluleux, sont continus à la cellulosité qui les environne, en ces parties comme dans les autres. Mais, partout où leurs mouvements doivent être très étendus, cette cellulosité est extrêmement lâche, et contient, dans ses loges, un fluide visqueux très abondant. Les anatomistes, en les isolant, la déchirent aisément. Ont-ils pris ses débris pour des membranes, ou en ont-ils imaginé pour expliquer la sécrétion du fluide qu'ils voyaient libre? les personnes, qui ont assez de confiance aux livres célèbres, pour ne pas vérifier ce qu'ils disent, ne me croiront guères. Trois ou quatre phrases, appuyées de quelques expériences, leur sembleront un poids trop léger pour balancer ce qu'on a écrit sur les membranes séreuses; sur leurs fonctions; sur leurs maladies. Tant de choses, acquises si péniblement, ne peuvent être, dira-t-on, effacées d'un seul coup de plume. Lecteurs, ne vous effarouchez pas : lors-même que vous n'auriez jamais reconnu de lacunes dans tout ce système de connaissances, n'oubliez pas que les plus habiles gens se trompent aisément, quand ils raisonnent sur ce qu'ils n'ont pas vu. Répétez mes expériences; vous verrez de vos yeux que, non seulement ces membranes sont de simples prolongements celluleux, mais encore qu'aucune couche membraneuse ne tapisse la poitrine ni le ventre; que la cellulosité de leurs parois, n'est que la continuation de celle des interstices des organes; qu'elle vous parait lisse, parce que les replis de ses cellules ne sont pas visibles pour nos yeux nuds. Vous leur chercherez en vain cet épithélium que l'œil complaisant des micrographes a bien voulu leur reconnaître; vous ne leur trouverez, enfin, aucun annexe, qui puisse leur faire supposer quelque fonction différente de celles de la cellulosité dont elles font partie. Si, après cela, vous osez vous rappeler que nous ne savon pas grand'chose sur les usages de ces appendices membraneux, plongés au milieu des organes de la digestion et des excrétions, vous pourriez finir par croire que l'on a pu se tromper sur ce sujet; et qu'il serai possible de l'éclairer, en le considérant sous un autre point de vue.

Les enveloppes de l'encéphale consistent en deux membranes minces d'une structure bien différente de celle des feuillets membraneux d l'abdomen. Jamais la graisse ne les pénètre, la putréfaction ni l'insufflation ne peuvent y faire trouver de cellules. Elles sont, sous le microscope, tantôt ridées comme la lame qui entoure les cellules de l figure 3, tantôt elles offrent des plis longs, fins et serrées, suivant l manière dont elles ont été étalées sur le porte-objet. Je les ai quelqu fois vues plissées comme le tube de la figure 74. Cette plissure polygonale est celle des membranes minces et homogènes, que nous verron constituer un grand nombre d'organes; et probablement être l'instrument essentiel des sécrétions. Les vaisseaux, qui rampent entre ce deux lames, ne communiquent pas plus avec l'une ou l'autre qu'ave quelqu'organe que ce soit. Je n'ai pas besoin, je crois, de dire qu'il n peut exister de cellulosité dans leurs intervalles. Les anatomistes, qu auront bien reconnu les caractères de cet élément organique, ne s'aviseront probablement pas de l'y chercher.

Placenta. — Tout le monde, admettant que le placenta est celluleux, personne ne sera surpris que son étude termine le chapitr de la cellulosité. Mais, comme rien, jusqu'ici, n'a conduit à suppo ser d'analogie de fonction ou seulement de forme entre cet organe les feuillets celluleux de l'abdomen, on me reprochera, sans doute de manquer de méthode en mettant cet article après celui qui trai de ce que l'on appelle membranes séreuses. Voyons donc si, au moins l'analogie de forme n'a pas quelque vraisemblance.

La structure celluleuse du moyen d'union du fœtus et de sa mère e facile à constater, dans la vache et la brebis, et un peu moins évident dans l'œuf de la femme.

Lorsque l'on soumet le cordon ombilical aux expériences, que j viens d'indiquer comme propres à faire connaître la structure de l cellulosité; on le trouve composé de cet élément organique, dispos d'une manière particulière. Il y est d'abord serré et compact à la cir conférence du cylindre; puis il devient de plus en plus lâche vers l'axe Il semble que le cordon, surtout dans les commencements de la grossesse, est rempli d'une sorte de gelée. Pour se convaincre que c'es une cellulosité, dont les loges contiennent un liquide, il faut en fouler doucement, avec un pinceau à miniature, un morceau sur le porte-objet, et le soumettre au microscope solaire. On le trouve ramené à la forme représentée dans la figure 8. Les grossissements de quatre à six cents diamètres, du même instrument, montrent, sans aucune préparation, la structure celluleuse du chorion. Les cellules de cette membrane contiennent des corpuscules ovoïdes, grenus, qui se décomposent en globules assez égaux, beaucoup plus petits que ceux du sang, et d'une couleur jaune pâle. Dans les premiers jours, qui suivent la conception, ces corpuscules paraissent plus homogènes; ils se divisent beaucoup moins facilement; ils sont plus légers et plus mous; je les ai vus changer alors de formes par l'action des courans, qui les entraînaient, de sorte qu'on aurait pu les prendre pour des vésicules pleines de liquide.

Les cotylédons ne sont pas distincts du chorion; ils sont celluleux comme lui: on en obtient une preuve aussi évidente que facile, en soumettant, au microscope, des morceaux pris sur un œuf de quelques jours: parce qu'alors la pièce peut comprendre toute l'épaisseur de l'organe. La cellulosité, qui compose les cotylédons, a la forme de franges, fig. 10, qui partent du chorion, et qui contiennent les anses terminales des vaisseaux du cordon fig. 11. J'ai représenté, dans cette figure, une de ces anses vasculaires, sous un grossissement beaucoup plus grand que celui sous lequel est vue, la frange de la fig. 10, afin de montrer ses vaisseaux variqueux, et assez transparens pour laisser voir les globules du sang, dont ils sont remplis. Dans l'espèce humaine, le cordon et le chorion ont la même structure: mais il semble que cette membrane est un organe distinct du placenta, car on l'en sépare aisément. Pendant qu'on la détache, on voit bien, même à l'œil nud, que l'on allonge et que l'on déchire de petites lames blanches et transparentes. Si l'on coupe, à l'endroit où la membrane adhère au placenta, et suivant son épaisseur, un morceau qui comprenne un peu de cet organe, qu'on le comprime modérément, après l'avoir étalé sur le porte-objet, non seulement on voit bien que cette membrane fait corps avec les franges placentaires, mais que la pression ne l'en sépare pas, quoiqu'elle produise cet effet, dans tous les cas où les parties ne sont pas continues. Le placenta humain se compose donc, comme celui des ruminans, de franges celluleuses serrées les unes contre les autres, fig. 12. Elles s'étalent en effet de la même manière, par la pression des plaques du porte-objet. Les vaisseaux y gardent la même disposition. Enfin le cordon, le chorion et le placenta ne font qu'un seul organe celluleux. Ces deux dernières parties ne sont qu'un épanouissement membraneux de la tige ombilicale; épanouissement déployé, autour des terminaisons vasculaires, en plusieurs masses, dans quelques animaux, et en une seule, dans les autres et dans l'espèce humaine.

Chez les ruminans, la partie utérine des cotylédons placentaires à une structure semblable à celle de l'autre partie. Elle se compose d'une masse de couleur rose pâle, qui paraît mamelonnée à l'œil nud. C'est une cellulosité dont certaines portions, un peu plus serrées, circonscrivent des loges rondes. Les cloisons de ces loges sont garnies de rangées de franges, qui reçoivent aussi la terminaison des vaisseaux utérins.

Les franges fatales s'engagent dans les creux de la partie utérine, et se croisent avec celles qui en garnissent les cloisons. Cet entrecroisement est leur unique mode d'union. Lorsqu'on prend toutes les précautions possibles, pour conserver le rapport des deux substances, en faisant geler naturellement ou artificiellement les pièces, on acquiert la certitude que rien ne les retient. On a encore la preuve dans l'extrême facilité avec laquelle le placenta se détache, surtout dans le commencement de la gestation. Si on remarque, en même temps, que les anses vasculaires des franges ne se rompent jamais et conservent bien le sang, qui les remplit, fig. 11, on pourra, je crois, conclure, de tout cela, que les vaisseaux du placenta ne peuvent avoir aucune communication avec ceux de l'utérus. Cette conclusion va prendre un nouveau degré de certitude, par un coup d'œil sur le développement du placenta.

La matrice de la vache et celle de la brebis, hors du temps de la gestation, ont leurs cornes parsemées d'éminences dans lesquelles on voit bien, à l'œil nud, arriver les dernières divisions des vaisseaux. C'est sur ces éminences, que les placentas s'attachent. Après la fécondation, ces papilles augmentent de volume, par le développement des vaisseaux. Les cotylédons commencent par n'avoir aucune épaisseur; ils consistent seulement en un lascis de vaisseaux placés dans l'épaisseur du chorion, et près de sa surface extérieure. Ce n'est qu'à mesure que les vaisseaux s'accroissent et se multiplient, que l'on voit la cellulosité, poussée par eux, s'allonger en franges autour de leurs anses. La couche externe du chorion, ainsi tirée, est lâche, et porte les preuves de cet allongement, dans les plis dont les figures 10 et 12 montrent très-bien la direction : tandis que la couche interne reste serrée. Les vaisseaux de la matrice, par suite des changements que cause la fécondation dans cet organe, se déploient et, poussant devant eux la cellulosité qui compose la membrane muqueuse, produisent des franges de la même manière. On conçoit aisément comment le rapport des franges placentaires et utérines peut s'établir dans la matrice de la femme; parce que les terminaisons des vaisseaux sont, chez elle, répandues uniformément dans toute la couche muqueuse utérine. Mais il est plus difficile de comprendre comment les franges placentaires viennent trouver les papilles des cornes de l'utérus des ruminans. Je ferai remarquer aux personnes qui pourraient s'occuper de cette question, que, quoique la dilatation de la corne semble devoir écarter les papilles, et rendre ainsi tout-à-fait inconcevable le moyen que la nature emploie, pour faire venir les franges du placenta sur celles de l'utérus, le gonflement, qu'elles éprouvent, les rapproche assez pour qu'elles offrent une couche continue, à la rencontre de l'œuf.

Amnios. — Les anatomistes, qui ne regardaient comme organiques que les parties parcourues par des vaisseaux, ont dit que l'amnios était un feuillet inorganique, sans réfléchir que les parois des vaisseaux, auxquelles ils accordaient des fonctions merveilleuses, devaient finir par être inorganiques, par la même raison. L'amnios n'offre aucune trace de vaisseaux, ni de fibres, ni de cellules; et, lorsqu'on l'examine, au commencement de la grossesse de la femme, ou des femelles des grands mammifères, on trouve qu'il consiste en une membrane simple, homogène, transparente, d'abord fort molle, mais acquérant peu à peu une certaine raideur. Si les lambeaux, qu'on en soumet alors au microscope, sont bien libres sur le porte-objet, ils prennent la plissure polygonale, fig. 40, que nous allons voir à toutes les membranes homogènes semblables.

Lorsque la grossesse est plus avancée; quand, par exemple, l'agneau a un décimètre ou le veau quinze à vingt centimètres de longueur (*), on voit apparaître, sur la face interne de cette membrane, dans le voisinage de l'épanouissement du cordon en placenta, de très-petits corpuscules, rangés en cercles; ils sont de couleur jaunâtre; ils ont la dureté de la corne et se détachent difficilement. Bientôt ces corpus-

---

(*) Je mesure l'embryon des mammifères, de l'origine de la queue au centre de la convexité du front; l'animal étant déployé sur une ligne droite.

cules se sont accumulés, ont rempli les cercles et formé une petite ém nence. C'est ainsi qu'ils sont sur l'amnios de la femme, au terme d l'accouchement; ils couvrent alors toute la cavité de l'œuf. Ils prouve raient l'existence de l'amnios sur le cordon, si on ne pouvait l'e détacher en le raclant; car, pendant cette petite opération, ils le for crier sous le scalpel. Mais dans la brebis et la vache, les corpuscule continuent de s'accumuler; et, réunissant un certain nombre de ce éminences, ils en forment un cône à base très-variable. L'agrandisse ment de la membrane écarte ces cônes les uns des autres, et cette pro duction se renouvelle dans leurs intervalles. Telle est l'origine de ce appendices cornés, vus depuis longtemps sur l'amnios des ruminants Ils n'appartiennent pas exclusivement à cette espèce d'animaux; car non seulement ils existent à l'état rudimentaire dans l'œuf de la femme mais je les ai vus dans celui de plusieurs autres mammifères.

MUSCLES.

Il n'est peut-être pas une personne, parmi celles qui ont essayé d soumettre des parties organiques au grossissement des microscopes qui n'ait eu l'idée de commencer par les muscles. Leur division indé finie en filaments d'une ténuité, aussi indéfinie, que l'on nous a en seignée dans les écoles, paraît une chose toute simple à vérifier. Cependant, depuis que des hommes exercés et aidés de bons instruments, s'occupent de l'anatomie de structure, cette vérification n'es pas encore faite. Que peut nous apprendre, dira-t-on à cela, la connaissance des derniers éléments des muscles, sur le phénomène de leur contraction? probablement pas grand'chose, au moins pour le moment. Mais on a supposé des muscles dans des parties qui n'en contiennent pas; on explique une grande fonction par la contraction d'un organe qui n'est pas musculaire : je ne crois pas avoir à regretter les peines infinies que m'a coûtées l'étude des muscles, si j'ai trouvé les moyens d'éviter ces erreurs.

Les anatomistes s'accordent tous sur les divisions des muscles, jusqu'à celle où ils trouvent des filaments assez égaux et rayés en travers, comme le corps d'une sangsue : passé cela, ils ne s'entendent plus. La plupart ont reconnu une gaîne à ces filaments, que les uns ont regardés comme une spirale, d'autres comme un cylindre plein ; ceux-ci les veulent creux; ceux-là leur trouvent des cellules. C'est là, en effet, que commence la plus grande difficulté ; parce que l'anatomiste ne sait plus s'assurer que la division poussée plus loin, n'est pas le résultat de ses procédés, et qu'il est obligé de s'aider de toute la force de ses instruments grossissants.

La dent de l'instrument qui coupe les muscles frais, sans préparation, en déchire les filaments de manière que leurs extrêmités deviennent côniques, comme les bouts des tubes de verre étirés à la lampe. Cela fait déjà supposer une enveloppe élastique et mince qui vient coiffer la déchirure, en se rompant après le cylindre qu'elle contient. Si on soumet, au microscope, une tranche coupée en travers d'un muscle, après l'avoir cardée avec une pincée d'aiguilles, on trouve, sur le porte-objet, un très-grand nombre de cylindres séparés. Quelques-uns auront été foulés par les aiguilles : on les reconnaîtra à ce que les lignes circulaires, qui les entourent, sont interrompues par places, comme s'il était venu quelque chose les cacher, fig. 15. Leur surface, en effet, est couverte de plis ; par conséquent, il est enveloppé d'une membrane extrêmement mince et transparente, dont cette figure montre bien les ondulations.

Lorsque la tranche transversale du muscle est assez mince, pour que les bouts de cylindres se posent bien sur le porte-objet ; on voit, avec un grossissement médiocre, leur coupe, fig. 24, couverte de petits cercles, du milieu desquels s'échappent de courtes fibrilles cylindriques de même diamètre. Ces fibrilles se multiplient et deviennent plus distinctes à mesure que l'on augmente le grossissement. Il est donc extrêmement probable que les gaînes renferment des faisceaux de fibrilles cylindriques. Mais lorsque la pointe des aiguilles ou les dents du scalpel viennent à les crever; il s'échappe, par la déchirure, des flocons de tissu, comme les représente la figure 21, et non des fibres parallèles. Que signifient, d'ailleurs, ces cercles qui environnent si régulièrement ces filaments, et qui ont tant exercé l'imagination des micrographes ? J'ai essayé de vider les gaînes par différents moyens mécaniques, et je n'ai pu réussir. Je me suis bientôt aperçu que, si les parties des muscles bouillis n'avaient plus d'union entr'elles, c'est que la cellulosité, qui environne leurs faisceaux, était ramollie ou presque détruite ; j'en ai conclu que l'on pourrait, par la cuisson, ramollir ou détruire ces gaînes. Je fus bientôt convaincu que ce moyen ne produit cet effet que très-incomplètement, et que les fibres musc laires perdent, en même temps, trop de leurs propriétés, pour ê examinées avec quelqu'assurance. J'assayai les acides qui attaque fortement les matières animales; l'acide hydrochlorique est celui q m'a le mieux réussi. Comme il agissait trop énergiquement lorsqu était mêlé de peu d'eau, et perdait tout-à-coup son action, quand était affaibli dans certaines proportions, je combinai les deux moyen Je fis bouillir des muscles dans de l'eau saturée de sel, et je les laissa ensuite, tremper quelques moments dans un mélange à parties égal d'eau et d'acide hydrochlorique. Les gaînes se détruisirent très-bien et il me fut possible de bien examiner leur contenu. En brisant, av des aiguilles, des petites portions de muscles, ainsi préparés, en l cardant avec des pinceaux de crin, tantôt en long tantôt en travers on altère et on décompose ces cylindres. Le microscope montre ici l lignes circulaires successivement ondulées, fig. 16, comme si l pointes des aiguilles les avaient pliées. Là, ces cercles sont interrom pus, et laissent des séparations arrêtées par quelque chose qui l croise, *a a*. fig. 18, on aperçoit, comme en *b*, *b*, des fibres longitud nales. Plus loin, les cercles ont presque disparu, fig. 17, on ne vo plus que des fibres longitudinales, présentant à peine quelques trace des cercles *c*, *c*, *c*. Enfin, il y en a un grand nombre qui, comme ce lui de la figure 19, ne sont plus que des faisceaux de fibres longitudi nales. Avec un peu d'attention, et si on emploie un grossissement suf fisant, on distingue, sur ces fibres, des nodosités peu apparentes, qu pourraient bien être les insertions des fibres transversales, qui, lors qu'elles seraient rangées dans un certain ordre, traceraient les ligne circulaires des cylindres. On trouve, en effet, dans l'innombrable quan tité de fragments flottant dans le liquide, des fibres rameuses comme celles de la figure 20. On peut conclure de là, ce me semble, que les gaînes contiennent des cordons tissus de fibres, dont les unes son transversales et les autres longitudinales, insérées à angle droit. On trouve encore, pendant la même expérience, des cylindres dont l'ar- rangement est tout-à-fait détruit, et qui ne semblent alors qu'un gros flocon, dont la tissure est très-confuse. Lorsqu'ils flottent librement dans l'eau, on les voit souvent, dans leurs culbutes, reprendre la forme régulière de cylindre enveloppé de lignes. Cette observation, qui ne doit plus laisser de doutes sur la structure des muscles, prouve encore que les fibres longitudinales des cordons élémentaires, sont plus fortes que les transversales. Ceux qui répéteront ces expériences, auront, dans le cours de leurs études, l'occasion de s'assurer de la vérité de cette dernière proposition. Toutes les fois, en effet, qu'une force quelconque a déformé un cordon musculaire; sitôt qu'il est libre, surtout si la chaleur aide sa rétraction, il revient toujours à cette forme, qu'il prend, d'ailleurs, au moment ou la mort abandonne les muscles à leur élasticité.

La division des muscles par le scalpel, sans le secours des instruments grossissants, avait appris qu'ils se partagent en faisceaux, divisibles à leur tour en faisceaux plus petits, séparés par une couche de cellulosité. L'analogie avait fait supposer cette division indéfinie: la matière cellulaire n'ayant pas d'ailleurs de forme déterminée pour les anatomistes, ils la mettaient partout où leur imagination n'osait plus voir autre chose. Beaucoup de personnes s'en tiennent encore à cette description; quoique la découverte des gaînes doive démontrer l'impossibilité de cette disposition. Une tranche transversale de muscle, soumise à des grossissements croissants, est couverte de polygones *a, a, b, b*, fig. 23, renfermés dans d'autres polygones semblables, qui sont la coupe des couches cellulaires des muscles; mais l'aire des polygones secondaires est couverte des cercles qui résultent de la section des cordons élémentaires. Il est difficile, pour celui qui connaît la structure de la cellulosité, d'en supposer la moindre parcelle dans l'intervalle de ces cordons, qui se touchent. De plus, ils paraissent libres: car ils se séparent très-aisément dans les coupes en long et en travers, sitôt que la cellulosité, qui les lie en faisceaux, se trouve rompue par quelque cause.

L'insertion des muscles aux tendons et aux aponévroses est très-facile à comprendre: les gaînes font suite à la matière qui compose ces moyens d'attache, et le cordon élémentaire est enfermé dans ce tube. La figure 22 représente l'insertion des cordons d'un morceau de masséseter sur une partie d'aponévrose. La pièce, durcie par quelques bouillons dans l'eau salée, a été refroidie dans l'alcool, puis séchée juste au degré convenable pour être commodément coupée en tranches minces. L'eau a gonflé l'aponévrose et les gaînes, et les a plissées de manière à les rendre plus visibles, à l'endroit de leur insertion. On peut voir encore ces insertions sur des muscles minces de grenouille, sans préparation, ou sur des tranches coupées à des tendons garnis de bouts de muscles, gelés ou préparés comme je viens de le dire, pour les aponévroses.

L'insufflation des animaux pousse l'air dans les gaînes musculaires: on l'en voit sortir en quantité très-notable, lorsqu'on chauffe les tranches des muscles de bœuf ou de mouton sur le porte-objet. La matière des injections fines, extravasée dans la cellulosité, pénètre aussi dans les gaînes ; j'ai vu l'indigo donner ainsi, aux cordons, une couleur magnifique. Peut-on en conclure que ces tubes ont, entre eux, quelque communication directe? non, sans doute : mais il peut y avoir d'autres motifs pour le croire probable. On a trouvé, et j'ai revu cent fois, sur des gaînes de muscles de veau, de grenouilles, etc., de petites taches linéaires ayant, en longueur, au plus la vingtième partie du diamètre du cordon. Elles sont entourées d'un bourrelet assez saillant : si, en les examinant avec un objectif d'un très-court foyer, on les place en deçà de ce foyer, elles disparaissent pour être remplacées par une tache uniforme de la grandeur de la première et du bourrelet réunis. J'en ai conclu que la première apparence indique l'endroit de ce petit appareil, tandis que la seconde serait l'indication de l'envers. J'ai remarqué que cette tache, invisible sur les cordons tirés ou comprimés, apparaissait quand, libres de toute compression, ils pouvaient prendre leur disposition ordinaire. Je ne connais aucun moyen de prouver que ces taches sont ou ne sont pas des ouvertures de communication, sinon des gaînes entre elles, du moins de ces tubes avec leurs intervalles. Il se pourrait pourtant qu'elles fussent les vestiges de la plissure, fig. 39, que présentent les membranes minces qui composent les appareils sécréteurs.

Muscles intestinaux. — Il est une autre espèce de muscles qui diffèrent beaucoup de ceux dont je viens de parler : ce sont ceux qui composent le cœur et garnissent la plus grande partie du tube digestif. C'est dans le cœur ou le gésier qu'il faut commencer à les examiner. Pour bien saisir leurs rapports et leurs différences, il est très avantageux de mettre une tranche de chaque espèce sur le même porte-objet Les muscles intérieurs sont formés, comme les autres, de cordon tissus de fibres longitudinales et transversales, fig. 61 ; mais leur fibres longitudinales sont toujours saillantes, on aperçoit avec pein les jonctions des autres. Les tractions avec les pointes des aiguilles peuvent bien rendre les fibres transversales très-visibles ; mais jama les longitudinales ne disparaissent. Les expériences, que j'ai indiqué pour reconnaître la structure des autres muscles, démontrent la cor texture de ceux-ci et font voir que leurs cordons n'ont pas de gaîne Ils ont donc un aspect tout particulier, que l'on fait bien ressortir (les comparant, comme je viens de le dire.

Les cordons élémentaires du cœur sont beaucoup plus petits q ceux des muscles du mouvement volontaire. Ils se séparent très-facilement les uns des autres : mais ceux des intestins ne s'isolent qu'avec la plus grande difficulté. Aussi est-il quelquefois très-difficile de les distinguer de la cellulosité plissée qui les environne. Cependant la traction des aiguilles change les plis de la matière cellulaire ou les étend; tandis que, pour peu qu'elles agissent dans la direction des cordons, elles favorisent leur arrangement, auquel leur texture fasciculée tend toujours à les ramener. Ce caractère des muscles, quels qu'ils soient, doit aider à les reconnaître partout. Il en est encore un qui doit aussi y contribuer, c'est leur transparence. Le tissu musculaire, homogène dans ses portions fibreuses, est traversé uniformément par la lumière, tandis que la cellulosité plissée, ayant ses parties dans une sorte de confusion, offre toujours, à l'œil, quelque chose de plus opaque.

Les muscles intestinaux et le cœur diffèrent encore des autres, en ce qu'ils ne sont pas distribués en faisceaux divisés et subdivisés. Cette différence d'arrangement est sans doute nécessitée par la distribution des forces dont ils sont les agents. Dans les organes du mouvement volontaire, non-seulement les diverses parties d'un muscle doivent agir séparément; mais, plus souvent encore, chacune d'elles doit produire des mouvements très-variés, en force et en vitesse, pendant l'action totale de ce muscle. On ne pourrait, sans cela, concevoir l'étonnante variation des poses et des mouvements des doigts, par exemple. Dans le cœur, tous les cordons se contractent à la fois: dans le tube digestif, la contraction est bornée, mais elle n'a pas lieu dans une longueur déterminée : elle se propage, commence et finit partout. La langue est un organe dont les mouvements ne ressemblent à ceux d'aucune autre partie du corps; et l'arrangement des éléments musculaires de son tissu propre est aussi unique dans l'économie. Ce tissu est formé par le prolongement des cordons élémentaires des muscles extrinsèques; ceux-ci sont d'abord divisés en faisceaux inégaux, comme tous ceux des mouvements volontaires; puis, pour composer la langue, ils se partagent en petits faisceaux égaux qui conservent leur direction. Le lingual et le styloglosse fournissent les longitudinaux, les hyoglosses et les génioglosses en donnent de verticaux : de sorte que le tissu propre de la langue se trouve ainsi formé de faisceaux musculaires croisés à angle à peu près droits: fig. 13. Les insertions des muscles extrinsèques les écartant de la base de la langue, ils laissent, entre eux, dans cette base, des intervalles remplis par la graisse, *a*, *b*, *c*, *d*, etc., que l'on a appelée tissu jaune. Cette structure se vérifie aisément, pourvu que la tranche conserve son arrangement : on y parvient sans peine, en faisant cuire légèrement la langue, et, beaucoup mieux, en la faisant geler.

Que les muscles possèdent des forces propres ou qu'ils en soient privés, ils ne peuvent obéir à l'influence des nerfs que dans certaines conditions. Or, leur tissu se raccourcit par l'effet des forces nerveuses, et revient à un certain degré de longueur, quand elles ont cessé d'agir: par conséquent, leur élasticité est une des conditions de leur fonction. La fibre musculaire est très-élastique : c'est pour cela même, que j'ai renoncé à en mesurer la grosseur. Mais, ce n'est pas cette élasticité seule qui rend le muscle propre à céder aux forces émanées des nerfs ; celle qui résulte de la tissure de ses cordons, y contribue probablement beaucoup plus. La plupart des muscles ont aussi la forme de fuseaux, qui fait agir leurs cordons obliquement à leur axe; d'autres sont composés de faisceaux, qui ont encore cette forme et qui sont disposés en éventail : enfin, il n'en n'est pas dans lesquels ils soient plus obliques que ceux que l'on appelle penniformes.

La fibre musculaire n'a pas la même fermeté dans tous les animaux; et cette qualité n'est pas non plus en rapport avec celles de la matière cellulaire, dans le même animal. Le mouton a une cellulosité très-ferme et sa fibre musculaire n'est pas plus dure que celle du bœuf. La cellulosité du cheval est très-molle; et ses muscles sont très-durs. Le choix des viandes et des moyens de les attendrir dépend de cette relation. Celles de presque tous les animaux sauvages ne deviennent tendres que quand elles sont faisandées. Les tartares, qui mangent la chair du cheval, la meurtrissent ou la font geler pour amollir la fibre. La cuisson a plus de prise sur la cellulosité, que l'eau dissout quelque fois presqu'entièrement, aussi la viande de mouton cuit-elle beaucoup mieux que celle du cheval.

On reconnaît les muscles, dans les embryons les plus jeunes, à leur apparence fibreuse. Je dis apparence, car ce ne sont pas leurs fibres que l'on voit, mais les gaînes qui doivent les contenir. La compression des plaques du porte-objet les détache des tendons et les sépare de la cellulosité, qui les lie en faisceaux. Elles flottent alors dans l'eau, où il est facile de les étudier. Ces gaînes semblent vides dans le commencement de l'animal; car elles sont plissées comme les conduits minces: mais bientôt on s'aperçoit qu'il s'y forme quelque chose. Sur des veaux de deux centimètres au plus, on trouve que, tirées dans les mouvements du porte-objet, ou par les instruments qui divisent les pièces, elles prennent la forme qu'elles ont dans la figure 14; ce qui peut faire penser que le cordon qu'elles renferment, est composé de deux parties. Lorsque l'embryon est un peu plus avancé, on peut ouvrir ces gaînes avec les dents du scalpel, en grattant la coupe d'un membre; on en ouvre encore beaucoup en cardant un petit morceau de muscle, avec une pincée d'aiguilles; elles ne contiennent alors qu'un petit nombre de fibres relativement très-grosses, dont on vérifie très-bien la tissure à l'aide de grossissements un peu forts. Cependant l'arrangement des cordons est exactement le même qu'il sera dans le reste de la vie : car le tissu de la langue est parfaitement distinct dans les embryons les plus jeunes.

Si les cordons musculaires de l'embryon n'étaient pas, relativement à son volume, beaucoup plus gros et moins nombreux que ceux de l'adulte, on ne pourrait les apercevoir, même à l'aide de nos plus grands grossissements. J'ai fait remarquer, dans le chapitre précédent, que les loges de la cellulosité sont aussi très-grandes, dans le commencement de l'animal. Nous verrons plus tard que les éléments du poumon et des glandes commencent aussi avec des dimensions étonnantes, et qu'ils se multiplient en proportion du développement. Ne peut-on soupçonner déjà que tous les organes du corps commencent par une structure très-simple? Je n'entends pas prouver, par là, que l'on a eu raison de supposer que les organes des mammifères commencent par être semblables à ceux des animaux des classes inférieures. Le cœur, quand sa petitesse le dérobe encore à l'œil nud, a déjà exactement sa forme bien déterminée : on lui distingue, même avec de médiocres grossissements, ses oreillettes recevant leurs vaisseaux. Le ventricule gauche porte l'aorte, reconnaissable au renflement qui en constituera la crosse. Une barre, d'un gris opaque, trace la séparation des deux ventricules. Il n'existe pas d'instruments assez délicats pour disséquer des organes si mous et si petits. Les anatomistes qui ont décrit ces phases de leur développement, qui remplissent les pages de nos livres de physiologie, connaissant à peine l'usage des microscopes, ne les ont certainement pas vues. Comment, et par quel artifice, sont-ils parvenus à s'assurer que les ventricules et les oreillettes se développent successivement, par des renflements de la veine-porte? par quels moyens sont-ils arrivés à distinguer ce vaisseau, à suivre ses métamorphoses, puisqu'ils n'ont pas pu voir le cœur lui-même, qui devait toujours être plus visible que cette veine? Mes lecteurs vont se récrier : quelques-uns vont m'opposer de grands auteurs que je ne connais pas : qu'ils s'évitent cette peine ; qu'ils se procurent des embryons de mammifères ; qu'ils vérifient ce que j'ai vu ; et, après cela, ils sauront bien à quoi s'en tenir.

SYSTÈME NERVEUX.

Il n'est aucune partie du corps dont l'étude puisse autant prouver, aux anatomistes, la nécessité de procédés réguliers et sûrs, que celle du système nerveux. Aussi, a-t-on commencé par le décrire tout autre qu'il n'est effectivement. On le réduisait en une bouillie, dans laquelle flottaient qnelques filaments écrasés, et on regardait les nerfs et l'encéphale comme composés de globules, liés par des filets transparents. On a beaucoup mieux vu les nerfs, dans ces derniers temps ; mais comme on ne les examine pas dans leur intégrité et que l'on ne connaît pas la structure du névrilemme : on donne encore, à la presque totalité du systême nerveux, une composition qu'il n'a pas.

Je ne connais qu'un moyen de montrer les éléments des nerfs et de l'encéphale dans leurs rapports, c'est la congélation. J'ai essayé tous les procédés donnés par les auteurs, pour solidifier le cerveau; tous brisent sa substance. Les sels ont l'inconvénient de cristalliser dans la masse et de masquer les parties, après en avoir altéré la forme. J'ai fait, sur ce sujet, de nombreuses recherches, que leur inutilité me dispense d'exposer. On peut commencer néanmoins l'étude des nerfs, sans le secours de la gelée, surtout en choisissant ceux des grosses grenouilles. Il est encore une autre précaution à ne pas oublier, c'est de ne se servir que de pièces très-fraîches. Une coupe transversale et fort petite d'un nerf, faite avec de bons ciseaux, suffit pour reconnaître la nature de ses éléments.

Tous les nerfs spinaux et cérébraux ont la même structure ; tous se composent de fibres simples, parallèles, que l'on peut voir assez bien avec les microscopes dioptriques, sans être obligé de recourir à de trop grands grossissements. Ces fibres paraissent finement striées, comme les représentente la figure 26. Pour savoir d'où proviennent ces stries, il faut isoler les fibres nerveuses en cardant la pièce avec une pincée d'aiguilles et les soumettre à de forts grossissements. Le microscope solaire les donnant plus commodément que le dioptrique, on s'assure, par son moyen, que se sont de véritables plis, dont les uns sont dirigés en long et les autres en divers sens, comme dans la figure 25; dans laquelle une fibre de nerf crural d'une grenouille est grossie de 750 fois son diamètre. La fibre nerveuse est donc un tube membraneux ou un cylindre enveloppé d'une membrane.

On aperçoit bien quelquefois, dans le champ de l'instrument, des coupes de fibres posées de manière à faire croire que se sont des tubes; mais la compression des lames de ciseaux, donne toujours à leur extrêmité la forme plus ou moins cônique, qu'elles ont toutes dans la figure 26, de sorte que l'ouverture est fort petite ou déchirée. D'ailleurs les grumeaux qui nagent, en quantité innombrable, autour de ces tubes, peuvent s'attacher à leurs bouts, et en imposer par le cercle qu'ils y ajoutent. On évitera toute cause d'erreur, en coupant une tranche transversale assez mince pour que les fibres restent debout, sans trop s'étaler par leur propre poids. Pour cela, la congélation devient indispensable. Il est presqu'impossible de manier un nerf isolé sans le dégeler; et la section en devient très-difficile: mais on surmonte sans peine ces petites difficultés, en enveloppant le nerf dans un morceau de muscle, avant de le geler. La couleur rouge du muscle permet de bien voir ce que l'on coupe; et, si le scalpel enlève quelques fibres musculaires, il n'est pas possible de les méconnaître sous le microscope. Une fois que l'on a recours à la gelée, on peut expérimenter sur les nerfs de tous les animaux; cependant ceux des plus vieux conviennent mieux que ceux des jeunes. Cette préparation donne le moyen de voir la coupe d'un grand nombre de faisceaux nerveux aussi nette que celle des tubes de la figure 27. On ne peut plus douter, alors, que les fibres des nerfs ne soient des tubes membraneux.

Dans le grand nombre de fibres séparées, que l'on voit flotter au milieu du champ de l'instrument, après avoir cardé cette tranche avec une pincée d'aiguilles, il y en a beaucoup de roulées sur elles-mêmes. Elles ont alors une telle ressemblance avec une anse de boyau, pleine de matières molles, qu'on ne peut s'empêcher d'en conclure que ces tubes contiennent un liquide épais, qui doit les remplir pendant la vie. On voit, à travers la membrane, que ce fluide est jaune et filant, et on en trouve souvent une bulle à chaque extrémité de plusieurs fibres. Enfin, on peut s'assurer de l'existence de ce liquide et en constater les propriétés physiques en les vidant. Le microscope solaire est encore le plus commode pour cette expérience. Lorsque l'on a exposé, à son foyer, le bout de fibre que l'on a choisi, on dispose les verres éclairants de manière à chauffer le porte-objet. La chaleur fait contracter le tube nerveux, tandis qu'elle dilate ce qu'il contient : Elle en fait sortir un liquide très-visqueux, qui s'allonge en un filament, mince au milieu et renflé à ses extrémités, où il s'amasse en deux bulles très-transparentes d'un très-beau jaune doré. Cette matière se divise très-difficilement dans l'eau, et n'est pas soluble dans l'huile. Je ferai remarquer que ces expériences sont singulièrement aidées par la transparence des tubes nerveux.

Les fibres des nerfs adhèrent assez fortement les unes aux autres : j'ai fait de longues recherches pour trouver le moyen d'union qui les retient : mais elles ont été inutiles. Le névrilemme contribue sans doute à cette liaison, mais il n'en n'est pas la seule cause : car, dans les coupes en travers, les nerfs sont très-souvent chassés de leur gaîne par la compression du scalpel, ou le frottement des plaques du porte-objet, et leurs fibres ne se séparent pas pour cela. Il est encore, dans leur arrangement, une particularité dont je n'ai pu trouver la cause; c'est qu'elles sont disposées par faisceaux. On retrouve toujours cette disposition dans les tranches longitudinales faites sur des nerfs gelées. Nous la reverrons dans d'autres parties du système nerveux, sans en pouvoir plus tôt soupçonner la cause. Je pense que c'est elle qui a fait dire aux anatomistes que les nerfs se subdivisent en faisceaux de fibres enveloppées de névrilemme. Mais il est aisé de se convaincre qu'ils se sont trompés: le névrilemme est reconnaissable à sa structure celluleuse, qu'il est impossible de confondre avec celle du nerf, qui est fibreux et d'une couleur grise, qui lui est propre. Que l'on soumette, au microscope, des tranches minces de nerf coupées dans tous les sens; on ne trouvera jamais de névrilemme dans leur intérieur, quoique cette gaîne enveloppe toutes ses divisions.

J'ai dit que le névrilemme est celluleux : on en acquiert la preuve la plus convaincante sur les animaux tués dans les boucheries; chez lesquels il est, comme le reste de la cellulosité, développé par le soufflet. D'ailleurs il se remplit de graisse, comme toute autre partie celluleuse, dans certains endroits; tandis que, dans ceux où la graisse est rare, il n'en contient pas.

Les plus petites divisions nerveuses que le microscope m'a fait rencontrer, étaient toujours pliées en zig-zag serré. Elles sont bien reconnaissables à leur couleur grise, transparente, et à leurs fibres parallèles. Je n'ai pas été heureux dans les nombreuses recherches, que j'ai faites pour trouver la terminaison des nerfs. J'ai toujours été surpris de rencontrer si peu de filets nerveux dans les milliers de coupes, que j'ai faites, dans tous les organes de l'homme et de tant d'animaux. Je sais bien que la promptitude avec laquelle le névrilemme se vide, a pu être un grand obstacle au succès : car il ressemble alors, surtout dans sa coupe transversale, à un vaisseau vide; cependant, outre qu'on peut s'aider de quelques différences entre ces deux sortes d'organes, pour les distinguer; il y a encore un moyen d'éviter l'erreur : c'est de rechercher les nerfs, qui ont quitté leur enveloppe, dans le liquide du porte-objet, et d'y bien laver la lame du scalpel, avec un pinceau très-fin ou une petite touffe de très-fine charpie. Dans les parties qui me paraissaient les plus propres à cette recherche, dans la conjonctive, par exemple, que l'on peut étudier sans presque l'entamer, sur de petits animaux surtout, j'en ai trouvé fort peu; quelques précautions que j'aie prises. Je pense donc que les anatomistes on supposé les dernières divisions des nerfs beaucoup plus nombreuses qu'elles ne le sont réellement.

Encéphale. — L'analogie de structure du cerveau et des nerfs a toujours semblé si naturelle, que personne ne s'est avisé de la révoquer en doute. Elle est fort grande, en effet; cependant il y a encore plus de différences entre ces parties du système nerveux, que l'on n'en suppose. Le cerveau, le cervelet et la moelle épinière sont formés de fibres tubuleuses; quelques tranches, coupées sur ces organes, préalablement gelés, en ont bientôt fourni des preuves irrécusables. Les tubes, dans la substance blanche, sont striés comme ceux des nerfs. Ils sont représentés dans la figure 28, qui, comme les trois précédentes, a été calquée sur l'image du microscoque solaire, et peut, par conséquent, servir à en comparer la grosseur. Cette comparaison ne saurait être, il est vrai, bien exacte, parce que les tubes des nerfs se vident et se rétractent à la moindre chaleur, et que la mollesse de ceux de l'encéphale leur permet de s'allonger par la plus petite compression. Cependant, en se servant de lentilles éclairantes d'un petit diamètre, et en éloignant les pièces convenablement de leur foyer, on peut les conserver dans une intégrité suffisante, pour juger la grosseur relative des fibres. Supposant donc que les tubes de la figure 27 sont vus à peu près de la même grosseur que ceux de la figure 28, qui sont un peu allongés : l'amplification des premiers étant à celle des secondes comme 27 est à 8, les fibres du cerveau sont plus grosses que celles des nerfs.

Elles diffèrent encore entr'elles par leur plissure, qui est plus fine et plus confuse, figure 28, et très-probablement aussi par la nature du liquide qu'elles contiennent, car elles sont beaucoup plus opaques. Aussi, on ne peut étudier les éléments de la substance blanche de l'encéphale, qu'en le réduisant en tranches extrêmement minces.

La substance grise est aussi composée de fibres tubuleuses, mais différentes sous plusieurs rapports. Elles sont plus grosses et surtou beaucoup plus molles. Cette excessive mollesse m'a ôté la possibilit d'en comparer, même approximativement, les dimensions. Leur plissure ne ressemble pas non plus à celle des tubes de la substanc blanche; les plis en sont plus étalés, et comme granulés: la matièr qu'ils contiennent, n'a pas le même aspect; elle est d'un viole jaunâtre et d'une transparence particulière. Elle se mêle aussi beaucoup plus vite dans l'eau. Ces caractères sont ceux de la substanc grise des circonvolutions: au centre de la moelle allongée, des pédoncules du cerveau, etc., on trouve que les tubes sont un peu moins mous que leur plissure est un peu plus serrée, qu'ils sont un peu moin transparents et se détachent, sans que le pinceau les endommage autant: en somme, ils se rapprochent beaucoup plus des fibres de l substance blanche.

L'arrangement des fibres de l'encéphale est, sans doute, un sujet qu mérite de grandes recherches: mais, comme j'y aurais employé u temps que je ne puis, ni ne veux y donner; je me suis contenté de le déterminer en général, sans entrer dans le détail des dispositions part culières à chaque partie. La moelle épinière est la portion par laquell il m'a paru le plus avantageux de commencer cette étude; j'ai choi celle du mouton, parce que j'avais donné la préférence à ses nerfs et son cerveau, pour leur fermeté; quoiqu'une moelle de souris m'aura donné un dessin plus petit, et, par conséquent, plus commode à placer sur la planche. La figure 29 est celle d'une tranche transversale prise au hasard sur un bout gelé; elle est juste, assez épaisse pour êt placée sur le porte-objet, sans trop souffrir des tiraillements, auxque cette petite manœuvre l'expose nécessairement (*). On distingue trè

(*) Lorsque je n'ai pu dessiner sur l'image même de l'objet, je n'ai pas donn à mes figures, les dimensions que le calcul des grossissements aurait indiqué Je leur donne la grandeur commode pour rendre ce que je vois; bien persua que ce simulacre d'exactitude ne m'aurait pas mieux fait comprendre. Je dira pour m'excuser auprès des personnes qui seraient disposées à me reproch

bien, au milieu, la substance grise beaucoup plus transparente que la blanche. Ses fibres sont arrangées par faisceaux, dont la coupe est marquée par les cercles plus foncés *a*, *a*, *b*, *b*, rangés en anneau autour de l'axe et disposés sur deux lignes, dans les autres parties de ce polygone irrégulier. La substance blanche est serrée en faisceaux beaucoup plus petits, dont on entrevoit les coupes, indiquées par les cercles irréguliers et confus, qui couvrent cette tranche. Cette figure conduit à penser que les faisceaux de la substance blanche sont sensiblement parallèles à l'axe de la moelle : une tranche, coupée longitudinalement, comme celle qui est dessinée dans la fig. 30, en donne la preuve. Ceux de la substance grise n'ont pas tout-à-fait cette direction; car, la lame du scalpel, agissant obliquement sur les tubes, les a tirés et couchés, en plusieurs endroits, comme en *b*, *b*, fig. 28-29, et les arangés, dans les pièces des deux figures, comme les poils d'un morceau de drap.

Dans la figure 29, la substance blanche est sillonnée par un réseau de lignes transparentes, répandues avec peu d'ordre, et partant de la substance grise. Ce réseau se présente encore dans la tranche longitudinale de la figure 30 ; par conséquent, la substance blanche est coupée par des cloisons; et ses faisceaux se réunissent en masses, de forme et de grandeur très-irrégulière. Il suit de là, que, quelles que soient ces cloisons, les fibres de la moelle épinière sont bien loin d'en occuper la longueur.

Pour trouver la structure de ces cloisons, il faut comprimer un peu cette tranche, et la soumettre à d'assez forts grossissements ; on s'assure, alors, qu'elles sont composées des gros tubes transparents de la substance grise. La ligne, qui indique la réunion des deux moitiés de la moelle, dans la figure 29, est aussi remplie par la substance grise. Le trou, qui est au milieu de cette ligne, est une déchirure que la mollesse de cette substance rend inévitable, quand la pièce est un peu mince. On peut s'en assurer en examinant une tranche longitudinale,

---

cette apparente négligence, que la mesure des grossissements des microscopes simples et composés, ayant, pour élément, la portée de la vue, est toujours fort incertaine. Si elles voulaient se donner la peine de comparer les images des microscopes solaires, avec celles des dioptriques, que le calcul donne pour pareilles; elles ne seraient pas surprises que je n'aie pas tenu à mesurer exactement mes dessins.

prise au milieu de la masse, et un peu obliquement à son axe; médiocre grossissement suffit pour voir que la moelle est pleine.

Dans la moelle allongée et le reste de l'encéphale, ces cloisons sc beaucoup plus nombreuses; et le réseau, qui résulte de leur coup dans les hémisphères et le cervelet, a ses mailles en quadrilatères longés en différents sens. Dans tout l'encéphale, les gros tubes coupe ceux de la substance blanche sous des angles très-variés; il est bi rare qu'ils leur soient parallèles.

La plupart des anatomistes, qui ont voulu s'occuper de la structu des nerfs, ont commencé par examiner le nerf optique. La facilité le trouver et sa grosseur surtout, ont été causes de cette prédilecti universelle. C'est probablement là aussi la raison du désaccord ent leurs résultats. Ce que l'on appelle nerf optique, est un prolongeme du cerveau, dont il a toute la structure. Ses tubes sont les mêmes q ceux de la substance blanche; ils en ont la grosseur, la plissure, l'op cité; ils sont distribués en faisceaux de la même manière; et il cloisonné comme le reste de l'encéphale. Les bulbes olfactifs sont é demment des prolongements du cerveau; ils en ont aussi toute structure.

Rétine. — La rétine est une peluche de tubes nerveux fermés à deux bouts et dirigés suivant les rayons du globe de l'œil. Leurs bou externes sont fixés sur une membrane transparente, simple, d'u extrême ténuité, dont on peut constater l'existence dans l'œil c mammifères, chez lesquels elle s'isole presque d'elle-même. On pa vient aussi à la séparer chez les oiseaux, au moyen d'un pince très-doux. Quand on soumet la rétine à une lentille objective d' foyer assez court, pour qu'il n'en comprenne que la surface extern on la trouve tracée d'un réseau polygonal, résultant de la rencon de leurs bases. Si on en examine ensuite le côté interne, on voit bouts libres des tubes arrangés comme les poils du velours. Ces exp riences sont difficiles sur les yeux des mammifères, parce que le tubes, d'une grande mollesse, se vident en partie, se contractent in galement; se replient et prennent l'aspect grumelé qui explique descriptions, dans lesquelles on donnait, à la rétine, une structure gl buleuse. Les yeux des oiseaux lèvent presque toutes les difficultés cette étude, parce que leurs tubes nerveux sont plus solides. On r connaît fort bien les tubes de leur rétine, aux globules colorés qu' portent à leur extrémité libre. Ces globules ont leur diamètre moind que celui du tube; ils ont, dans tous les oiseaux que j'ai disséqué deux couleurs : les uns sont d'un beau jaune doré ; les autres de la plus vive écarlate ; ils se succèdent régulièrement sur la même ligne. Le moindre frottement de la membrane déchire les tubes plus ou moins près de leur base ; ils se vident et diminuent de volume : la matière jaune, qu'ils renfermaient, s'amasse, à leurs orifices, en globules égaux, parce que les quantités de cette matière sont sensiblement égales. Ce sont, sans doute, ces amas de matière jaune, que l'on a distingués sous le nom de globules ganglionnaires. Les fibres de la rétine ont donc tous les caractères de celles de nerfs : elle est donc le véritable nerf optique.

J'ai examiné bien des fois, et avec beaucoup d'attention, l'union des nerfs avec la substance cérébrale. Pour cela, je coupe, longitudinalement au nerf, une tranche à sa jonction avec l'encéphale, sur un morceau gelé. On distingue très-bien le nerf à sa couleur grise, argentée, transparente ; il tient à cet organe aussi solidement que la consistance de ces parties le comporte ; mais il ne pénètre pas dans son intérieur ; rien de plus évident : la différence d'aspect de la matière nerveuse et de la substance blanche du cerveau ne permet pas d'erreur. On aura peine à croire que les racines des nerfs ne se prolongent pas dans la substance encéphalique, comme tant d'anatomistes ont cru l'avoir démontré. Les personnes, qui prendront la peine de répéter mes expériences, verront que rien n'est plus facile à constater ; et elles en acquerront une autre preuve ; c'est que, quelque nombreuses que soient les coupes qu'elles feront dans la base du cerveau, elles ne rencontreront jamais un filet de nerf dans sa substance, au milieu de laquelle elles ne manqueraient pas de le distinguer, tant ses caractères sont tranchés. Quel est le rapport des fibres nerveuses et de celles de l'encéphale? Il n'est pas probable qu'elles s'abouchent, quoique leur direction respective paraisse l'indiquer : l'insertion de la rétine, sur ce que l'on appelle le nerf optique, ne semble pas le prouver.

Nerfs sympathiques. — Les nerfs, appelés sympathiques, ont une structure si ressemblante à celles des autres, que je n'ai pu les distinguer à l'endroit de leur union. Leurs tubes ont la même disposition ; la même couleur ; la matière fluide, qu'ils contiennent, les différencie un peu, en ce qu'elle est plus miscible à l'eau. Ils sont aussi un peu moins solidement unis, et quittent moins facilement le névrilemme, qui, pourtant, n'a pas, pour cela, de communication visible avec eux. Il ne pénètre pas non plus dans leur intérieur, mais enveloppe les filets naturellement séparés.

Ganglions sympathiques. — Pour analyser les ganglions, il faut n cessairement les faire geler. Il est bon aussi de commencer par fair sur un ganglion, d'où partent peu de cordons, un certain nombre coupes transversales à son axe, et de soumettre, d'abord, au n croscope, la tranche, qui répond à peu-près à son milieu. Si elle bien coupée; bien conservée sans tiraillement; et qu'on la compri fort peu; on trouvera qu'il règne, autour d'elle, une couronne tubes exactement pareils à ceux des cordons, bien reconnaissables leur teinte grise. Le reste de sa surface présente des bouts de faiscea de tubes, très-différents des premiers, et remarquables par la coule rouge sanguine, qui trace leur ouverture. Ces tubes sont beauco plus gros que les autres, et sont d'une excessive mollesse. Lorsq l'on cherche à les isoler, les aiguilles, et même les pinceaux les p doux, les réduisent en une membrane d'une délicatesse extraordinai qui se couvre, comme celle des gros tubes du cerveau, de plis granu extrêmement fins. Ils se contournent comme ceux-ci; se roulent et déforment au point que leurs caractères sont difficiles à constater. les mesurant près de leur coupe, on peut s'assurer que leur diamè est à peu près double de celui des tubes des nerfs. Lorsqu'on examine, dans les tranches coupées sur la longueur du ganglion, le contenu paraît seul d'un jaune rouge foncé : il est donc probable c la couche rouge, que l'on aperçoit à leur ouverture, est un effet l'imbibition cadavérique; puisque ce rouge n'est pas mêlé dans liquide nerveux. L'intervalle des faisceaux de ces tubes est rempli des fibres pareilles à celles de la couronne. Si on continue cet exam en soumettant, au microscope, les tranches transversales, successi ment plus éloignées du milieu du ganglion, on voit le nombre faisceaux de gros tubes diminuer de la circonférence au centre; sorte que la racine du cordon finit par n'en plus contenir que quelq uns, dans son milieu, et bientôt, on n'en trouve plus dans le cord lui-même.

La direction des petits tubes indique clairement que les gangli ne sont autre chose que la réunion des fibres des cordons, qui y ab tissent, à laquelle s'ajoute un système de tubes analogues à ceux de substance grise de l'encéphale. Quelle est la relation de ces deux sor d'éléments? Ces tubes s'abouchent-ils? Je n'en ai jamais trouvé d'u Leur direction est, comme celle des fibres encéphaliques, toujo croisée sous des angles très-variés. Les gros tubes forment des an repliées sur elles-mêmes en zig-zag, dans les coupes longitudina principalement, dans lesquelles on peut les suivre jusque dans le commencement du cordon, où on les voit encore se replier. Il me semble donc que l'on peut regarder la matière grise, de chaque ganglion, comme formée par un seul tube sans fin replié sur lui-même. Cet arrangement élémentaire n'est pas unique dans l'économie animale; on le retrouve dans les autres organes tubuleux. Le testicule de l'embryon, par exemple, donne le moyen de le vérifier avec toute l'évidence que l'on peut désirer.

Ne pourrait-on comparer l'encéphale à un ganglion? Ne se composerait-il pas, comme lui, des fibres des nerfs qui s'y rendent; et, dans les intervalles desquelles, s'intercaleraient les replis d'un long tube sans fin? Il est extrêmement probable que la substance cérébrale grise consiste aussi en un long tube sans fin, replié sur lui-même : car partout on la décompose en faisceaux de plis, auxquels il est impossible de trouver ni commencement ni fin : jamais on ne rencontre l'union des deux tubes dans l'encéphale. Mais ceux de la substance blanche ne sont pas évidemment la continuation de ceux des nerfs, dont ils diffèrent par leur diamètre et leur contenu. Ils sont d'ailleurs disposés eux-mêmes en faisceaux, qui pourraient bien à leur tour résulter des replis d'un ou de plusieurs tubes sans fin. Je n'ai pu trouver le moyen de vérifier cette structure dans l'embryon. Dans le commencement de la vie, le volume et la simplicité des organes tubuleux permettent d'en démêler l'arrangement. Mais le système nerveux est, alors, d'une si grande mollesse; ses éléments sont si transparents; et, il est si bien protégé dans ses parties essentielles, qu'il est très-difficile d'en isoler quelques portions. Cependant j'ai vu, quelquefois, sur de très-jeunes embryons, le cerveau composé de gros tubes, qui, dans les hémisphères, sont repliés et dirigés d'avant en arrière: j'ai aperçu plus souvent, la moelle épinière assez bien pour y distinguer des tubes plissés, qui m'ont paru relativement fort gros. J'y ai bien suivi une bandelette centrale grise; mais il m'a été impossible d'y saisir l'arrangement des fibres. Dans les embryons un peu plus âgés, je me suis assuré que l'accroissement des tubes nerveux se fait comme celui des autres éléments organiques; c'est-à-dire, qu'ils diminuent de volume relatif et augmentent en nombre, en proportion du développement de l'animal. Je me crois donc autorisé à penser que ces organes doivent s'arranger comme les autres, par suite même de cet accroissement semblable.

On ne manquera pas, sans doute, d'opposer des raisonnements

théoriques à cette somme de probabilités, que je donne presque comme une certitude. Si l'encéphale, dira-t-on, est une masse de tubes repliés, de deux espèces seulement, il est à peu près homogène : comment concevoir, alors, la source du mouvement dans telle partie, et la faculté de sentir dans telle autre? Je demande, à mon tour, s'il est plus aisé de comprendre les actes cérébraux, dans des fibres dirigées dans un sens ou dans un autre. Lorsque des anatomistes ont cru avoir démontré l'existence de cordons de fibres blanches, dirigés du haut en bas de la partie antérieure ou postérieure de la moelle épinière; quelqu'un s'est-il mieux expliqué pourquoi on détruit la sensibilité des membres, en coupant les racines postérieures des nerfs spinaux? Il semble tout naturel de penser que deux fonctions, si différentes, exigent deux sortes d'instruments. Cependant le physicien a-t-il pu supposer que la polarisation magnétique exige, dans les deux bouts d'un barreau d'acier, des arrangements élémentaires différents?

PEAU.

Membranes muqueuses.

La peau des animaux est peu propre aux recherches sur la structure de cette membrane; non seulement parce que les poils, qui la garnissent presque toujours, rendent les préparations difficiles; mais aussi parce que les éléments du derme, et le système sécréteur de cet organe, ne sont pas, dans la plupart des espèces, disposés comme dans celle de l'homme. Je me servirai donc presque exclusivement de celle-ci; mais pour l'étude des membranes muqueuses, il est beaucoup plus commode de commencer par celles des grands animaux, qui diffèrent fort peu de celles de l'homme.

Derme. Tous les anatomistes ont regardé la peau comme formée de cellulosité; plus cette vue générale pouvait prendre de probabilités, par la connaissance que je venais d'acquérir, de la nature de cet élément organique, plus je devais mettre de persévérance à chercher le moyen de ne soumettre, aux instruments grossissants, que des tranches dont les parties conservassent bien leur arrangement et leurs rapports réciproques. Je suis parvenu à ce but, en gelant la peau, et en donnant, aux morceaux, une épaisseur suffisante, pour résister aux légères tractions qu'on ne peut éviter, en les plaçant sur le porte-objet. Cette épaisseur ne permet pas de les examiner avec le microscope dioptrique; elle m'a donc forcé de me servir du microscope solaire, qui fait passer, à travers les objets, autant de lumière qu'on le veut. L'hiver est la saison la plus favorable à ce genre d'expérience; parce que, quand le thermomètre est au dessous du zéro, on peut manier les pièces sans les déformer. J'ai trouvé aussi plus avantageux de les étudier dans l'huile, que de les examiner sous l'eau; et, afin que l'humidité ne vînt pas obscurcir l'image, en se divisant dans ce liquide, j'en laissais évaporer une partie, en abandonnant, pendant un quart d'heure ou une demi-heure, le morceau sur le porte-objet, avant de le couvrir d'huile.

J'ai représenté, fig. 31, une tranche coupée dans la peau du flanc d'un homme de trente-cinq ans : la coupe en est faite suivant l'épaisseur de la membrane, c'est-à-dire que son plan est dirigé suivant les rayons du corps du sujet. Le côté épidermique est indiqué par la lettre *E* : En *a-a*, sont des bandes moins transparentes que les espaces compris entre elles, par conséquent, composées de parties plus compactes. De quelque manière que l'on dirige, ensuite, les coupes, on retrouve toujours un réseau semblable, dont les mailles sont inégales. Cette disposition se continue jusque dans la graisse sous-cutanée. L'enveloppe extérieure du corps humain, dans sa partie la plus considérable et la plus solide, est donc composée de lobes, séparés par des cloisons fermes et serrées.

Le réseau tracé par la coupe des cloisons, est couvert de lignes qui s'étendent sur les lobes. On pourrait, au premier coup d'œil, les prendre pour des fibres : mais, avec un peu d'attention, on voit que toute la surface de la tranche présente des vestiges de cercles et de polygones qui, pour être un peu confus, n'en font pas moins soupçonner qu'elle est celluleuse. Ce soupçon se changera en certitude, à mesure que l'on augmentera le grossissement. Enfin, si on laisse la même pièce tremper dans l'huile d'olives, pendant vingt-quatre heures; on trouvera ses cellules en parties remplies de ce liquide. Après vingt-quatre heures encore, elles seront presqu'aussi bien distendues que celles de la graisse; et les mailles du réseau seront considérablement agrandies aux dépens des cloisons. On peut devenir témoin de ce changement, en chauffant le porte-objet. L'huile pénètre alors promptement dans les cellules, et l'œil suit la métamorphose de la pièce entière en cellulosité. On peut encore déployer tout-à-fait le morceau, en le laissant dans l'huile, pendant quelques semaines. Il devient, après cela, impossible de le distinguer de la graisse.

Dans la paume de la main, fig. 33, les cloisons sont disposées comme celles de la peau qui a servi aux études précédentes; mais elles sont plus compactes; leurs plis sont plus fins et plus serrés, on les voit moins clairement avec les mêmes grossissements. A la plante du pied, fig. 32, à peine, dans quelques coupes, peut-on apercevoir des traces de cloisons dans un seul sens. La cellulosité, qui compose cette partie de la peau, a ses plis sensiblement parallèles au contour du pied; comme si le poids du corps avait aplati les couches cellulaires, à mesure qu'elles se sont formées.

Dans les coupes que je viens de décrire, le réseau a ses mailles arrondies, ou se rapprochant plus ou moins de la forme quadrilatère, comme celles des figures 31, et 33. Mais lorsque l'on coupe la peau parallèlement à sa surface, ce réseau représente exactement celui qu: est tracé sur l'épiderme. Il est, sur les membres et sur tout le reste dı corps, trop varié pour que je m'arrête à le décrire. Dans la paume d(la main et la plante du pied, ses mailles circonscrivent des bandes terminées par des pointes, comme les stries épidermiques de ces parties Il y a donc un rapport entre les parties solides du derme, et le: polygones tracés sur l'épiderme de tout le corps.

Le derme est donc une couche de cellulosité, rendue ferme, élas tique et extensible par la condensation de parties qui lui forment un sorte de squelette. Dans cet état, la cellulosité, traversée par la lu mière, ne conserve pas, sous le microscope, sa couleur blanche-gri sâtre. Elle en prend une, par l'arrangement seul de ses parties. El devient d'un jaune plus ou moins transparent, que l'on voit augme ter avec sa compacité, et disparaître avec elle. Cette contextu explique, d'une manière satisfaisante, les changements qu'éprouve peau dans la santé et dans les maladies. La graisse l'étend par sc fond, et diminue son épaisseur, en s'accumulant dans les cellules (sa partie profonde, comme on le voit en *a-a*, fig. 31: on sait, (effet, que les personnes grasses ont la peau plus fine, plus molle plus blanche que quand elles étaient maigres. L'humeur des hydr pysies la déploie, comme le fait l'huile dans les expériences; le p en fait autant, et remplit ses cellules jusqu'à ce qu'il les rompe.

Cette disposition de la cellulosité, pour composer le derme, ne trouve que fort peu dans les animaux; et, souvent même, son arra gement varie encore dans le même animal, suivant les parties. Plus peau de l'animal est molle, plus la matière cellulaire, qui la forme, est lâche et se rapproche de celle des intervalles musculaires. Ainsi le derme du lapin est si peu serré, qu'il est très-difficile, même à l'aide de la gelée, de conserver l'intégrité des tranches les plus soigneusement coupées. Au contraire, dans la peau du bœuf, la cellulosité est arrangée comme elle l'est dans les organes les plus solides qu'elle compose. Elle n'y a pas de parties plus ou moins serrées, comme dans le tégument de l'homme ; elle y est uniformément compacte. Elle y est disposée comme celle de la figure 2 ; c'est-à-dire, comme si elle s'était resserrée, pendant que deux forces opposées l'auraient tirée suivant l'épaisseur de la peau. Le derme du bœuf a donc l'aspect fibreux des tendons; et, comme nous le verrons plus tard, leur composition. Les bandes compactes, qui lui donnent cette apparence, sont dirigées suivant les rayons du corps de l'animal. Cette contexture solide est difficile à détruire. On ne parvient à déployer la peau du bœuf en cellulosité, qu'après plusieurs semaines de macération dans l'eau salée. Dans le mufle, le derme n'a pas cette solidité ; il a la même structure que celui de l'homme. Dans les batraciens et les poissons, il consiste en une couche de cellulosité, dont les parties compactes se rencontrent à angle droit, de manière à former un réseau serré, à mailles carrées, très-ferme et très-tenace.

Derme des membranes muqueuses. — Les membranes muqueuses ont-elles, aussi, une couche ferme et élastique, analogue à celle du tégument extérieur ? Les anatomistes le croient depuis long-temps : l'analogie les portait à l'y admettre. En effet, la langue est un organe de tact et d'appréhension, comme la main, qu'elle remplace jusqu'à un certain point, pour la plupart des animaux. Elle peut donc avoir un tégument fort analogue. La bouche et le vagin, doivent être exposés aux contacts et aux frottements de corps étrangers : il faut donc qu'une peau solide les protége. Mais si l'estomac reçoit souvent des matières dures ; dans plusieurs espèces, l'intestin n'est plus en contact qu'avec des pâtes plus ou moins fluides. Les muqueuses de l'œil et des voies urinaires ne touchent que des liquides ; et celle de la respiration n'a de contact qu'avec l'air. L'analogie, elle-même, fait donc supposer, aussi, que ce renfort élastique n'existe pas dans toutes les parties du tégument extérieur. Cette couche, dans la conjonctive, les intestins, et l'organe de la respiration, n'est qu'une cellulosité presque homogène, différant peu de celle des interstices musculaires. Sur la langue, la ressemblance avec le chorion est très-marquée ; on trouve, sur les coupes de cet organe, le réseau de ses cloisons. Dans le vagin de la femme, elle est formée par la cellulosité condensée d'une autre manière que celle du derme. Elle n'a pas, dans cette membrane, de portions lâches; tout y est serré en une couche, que son analogie avec les tendons, a fait appeler fibreuse; parce qu'en effet elle est disposée comme celle de la figure 2; c'est-à-dire qu'elle s'est serrée sous la forme qu'elle affecte dans les parties les plus solides qu'elle compose. En général, néanmoins, le derme des membranes muqueuses est très-facile à déployer en cellulosité, surtout dans l'homme. Il faut nécessairement geler les portions dans lesquelles on veut en constater l'existence.

Epiderme. — Dans les figures 32 et 33, l'espace *EEPP* représente la coupe de l'épiderme; quoique le grossissement, sous lequel elles ont été faites, ne soit pas bien considérable; on voit bien que cette membrane se compose d'un certain nombre de couches très-minces appuyées sur une autre couche *PDPD*. Celle-ci, plus opaque et assez nettement distincte du derme, présente un aspect qui indique une disposition particulière. Elle est couverte, du côté de l'épiderme, d'éminences côniques que l'on appelle papilles. Vue à la loupe, sur une coupe, faite suivant l'épaisseur de la peau, elle a une couleur rouge plus ou moins lavée de noir, suivant les parties. Elle contient, par conséquent, l[a] matière qui colore la peau. On peut en avoir la preuve, sur celle d[e] tous les animaux, et, plus commodément, sur le mufle d'un bœuf noir.

On décompose l'épiderme, en raclant la surface de la peau, so[it] fraîche, soit trempée, pendant quelques jours, dans l'eau ou mieu[x] encore dans l'huile. La lame du scalpel en détache des corpuscules que leur transparence permet de soumettre aux plus grands grossissements. Ils sont aplatis et irrégulièrement polyédriques : vus de face dans la figure 35, et presque de champ, dans la figure 34, leur surface est parcourue par des lignes saillantes, séparant des facettes inégales. Tous portent, sur un de leurs côtés, une espèce d'ombilic qui en occupe généralement le centre. Souvent, ils ont, en outre, petites facettes *b*, qui, suivant la manière dont elles sont vues, simule[nt] les ombilics, qui semblent se multiplier, pendant que ces corpuscu[les] tournent dans le liquide. Ils sont agglutinés par une matière, sur [la]quelle l'eau agit fort peu, quoiqu'elle les imbibe, eux-mêmes, as[sez] vite, et les gonfle un peu. Ces corpuscules ne ressemblent à auc[un] élément organique. Je ne puis trouver pourquoi les microscopistes ont fait des cellules. Il ne s'en détache rien qui puisse donner l'idée leur composition membraneuse. Leur homogénéité parfaite ne perm[et] pas de les supposer creux; jamais ils ne s'étalent; jamais il ne s'en sépare un morceau ni plat ni creusé. Leurs débris sont pleins et homogènes, comme eux. Cette homogénéité; ce mode d'agrégation, que l'épiderme seul présente; sa chute, sa réparation, dans les maladies, autorisent à le regarder comme le produit d'une sécrétion. L'arrangement de ses éléments me paraît encore prouver cette origine. Détachez, par la macération, l'épiderme d'un morceau de peau, pris au ventre ou aux membres, du côté de la flexion; frottez-en l'envers avec un pinceau de crin très-dur, ou raclez-le légèrement avec le scalpel; soumettez-le, ensuite, sans trop le comprimer, au microscope, garni d'un objectif d'un court foyer, ajustez l'instrument sur la première couche, puis successivement sur les autres; vous les trouverez toutes composées de lames polygonales, posées à plat sur la surface de la peau, et les unes au-dessus des autres: traçant, par conséquent, des polygones, par leur rencontre. Cette disposition peut, je crois, s'expliquer par l'endurcissement de gouttes sécrétées à l'extérieur du tégument. Une goutelette de matière molle ou à demi fluide, est versée sur la surface papillaire; elle s'y moule et s'étend sur les inégalités, que nous allons voir en rapport avec l'envers de l'épiderme; elle s'épaissit et se ride en se rétractant. Toutes les gouttelettes, produites en même temps, se serrent réciproquement et prennent la forme polygonale. Mais l'épiderme, ne pouvant se réparer que par la déposition d'une couche nouvelle, entre la première et la surface papillaire; les corpuscules, qui la composent, se trouvent porter à peu près les mêmes empreintes de tous les côtés, et présentent, pour cela, les taches rondes que je viens de faire remarquer. Ces observations peuvent se vérifier sur l'épiderme de toutes les parties du corps; car je ne sais s'il peut y en avoir d'assez mince, pour n'être pas composé, d'au moins deux, et, même, trois couches de corpuscules. Sur la peau de la grenouille, dont l'épiderme n'a partout qu'une seule couche, les corpuscules sont des lames d'épaisseur et de grandeur égales, formant une membrane divisée en polygones sensiblement réguliers. Ces lames portent toutes la tache centrale, qui indique l'ombilic, que j'ai signalé dans l'épiderme de l'homme. Cette membrane a la même composition dans tous les mammifères, que j'ai pu disséquer. Dans tous, ses corpuscules ont la même forme; les mêmes propriétés physiques; ils ne diffèrent que par le volume. L'état, dans lequel se trouve l'épiderme dans le fœtus, quelque temps après son apparition, me semble ajouter encore quelque chose à ces preuves. C'est dans la bouche, que l'on commence à l'apercevoir. Si on racle la langue ou les lèvres d'un agneau de 6 à 8 centimètres, ou d'un veau de longueur double, on en détachera un grand nombre de corpuscules épidermiques, fig. 36, portant un ombilic très-saillant *a-a*. Ils sont peu ridés, parce que l'humidité, qui les baigne, leur a conservé leur forme primitive. Ils sont sensiblement sphériques, comme toute goutte de matière fluide, déposée dans un liquide qui ne peut la dissoudre.

On a toujours comparé les ongles à l'épiderme ; et on a fait bien des efforts pour prouver la justesse de cette comparaison. Comment se fait-il que ceux qui ont çru l'épiderme celluleux, se sont efforcés de trouver une structure celluleuse aux ongles? S'il est difficile de comprendre que des cellules, après je ne sais quelle transformation, se détachent du corps, pour se coller à sa surface et devenir épiderme; il n'est pas plus facile de concevoir comment ces cellules se métamorphosent et se séparent de la peau, en s'y collant, couche par couche, pour former le sabot d'un cheval. Il me semble donc que l'analogie des ongles et de l'épiderme doit prouver qu'ils ne peuvent se composer de cellules. On trouve, au reste, la preuve de cette analogie, dans le fœtus. Il est commode de la rechercher sur les embryons des animaux à sabot. En ratissant la surface de la peau du pied, on en enlève de gros corpuscules épidermiques, reconnaissables aux caractères que j'ai indiqués.

Appareil sécréteur. — Quand, après avoir soumis à une macération de quelques jours, un morceau quelconque de peau humaine, on en détache la couche épidermique ; on emporte, avec elle, plusieurs organes, que je vais maintenant examiner. L'analyse de cette partie de la peau est difficile, et ne peut se faire convenablement, que si les expériences sont suivies sans interruption. Comme elle exige des comparaisons fréquentes du tégument de l'homme, avec celui des animaux, il faut préparer, en même temps, des portions de cet organe, prises dans diverses parties; faire macérer, par exemple, des morceaux de mufle de veau ou de bœuf, de nez de mouton, de pis de vache ou de brebis. Les parties, enlevées avec l'épiderme, doivent avoir d'autant plus souffert, que la macération ou la putréfaction auront duré plus longtemps ; par conséquent, il sera bon, pour voir séparément les différents éléments, qui composent les appareils compris entre le derme et l'épiderme, d'avoir des pièces plus ou moins attaquées. Il convient donc de mettre dans l'eau, à des jours différents, des portions de peau plus ou moins fraîches. Comme cette membrane, séchée à l'air libre, reprend, dans l'eau, toutes ses propriétés; je me suis fort bien trouvé d'en couper un morceau en plusieurs parties, et de les laisser dans une chambre très-sèche, pour les mettre ensuite dans l'eau, au moment convenable. Lorsque l'on veut détacher l'épiderme, avant que les effets de la macération ne soient trop prononcés; il faut couper la peau en morceaux longs et étroits, et saisir la membrane avec une pince sur leur extrémité. Dans ce cas, la peau du ventre ou des membres, prise du côté de la flexion, est préférable à celle dont le derme et l'épiderme, trop épais, se laissent difficilement traverser par l'eau.

Feuillet sous-épidermique. — Si on soumet, au microscope solaire, sans trop le comprimer, un morceau d'épiderme, détaché, comme je viens de le dire, on le trouvera doublé par une couche mince, jaunâtre, couverte de tâches polygonales. Cet aspect et cette couleur la distinguent évidemment de l'épiderme, qui est toujours gris, beaucoup plus transparent, et dont les polygones sont bien plus grands. Cependant, si on craignait de se tromper, on éviterait, à coup sûr, toute erreur, en soumettant, aux mêmes expériences, la peau du mufle d'un bœuf noir ou celle du trayon d'une vache brune. Dans ces parties, l'épiderme, gris et transparent, se voit, à l'œil nu, différent de la couche colorée qui le supporte. La distribution de la couleur, dans la coupe de l'épiderme du mufle noir de bœuf, montre que cette couche tapisse l'intérieur des gaînes, fournies aux papilles par cette membrane. On peut en avoir la preuve la plus évidente, en examinant, sous le microscope, ces gaînes isolées. Pour cela, on racle, avec un bon scalpel, la surface de l'épiderme; et on soumet, au microscope, la bouillie ramassée sur la lame. On y trouve un grand nombre de ces gaînes côniques vides et pleines. Les premières ont la couleur grise et la transparence de l'épiderme, tandis que les autres ont la couleur de cette couche, et sont presque entièrement opaques. On voit, sur les morceaux heureusement enlevés à la peau humaine, ou au trayon d'une vache brune, cette couche se plisser sur les bords des ouvertures des gaînes épidermiques. Ces plis ne peuvent indiquer qu'une membrane : si, donc, on jette un coup d'œil sur les débris flottant dans le champ du microscope, on trouvera des morceaux de membrane plissés en polygones, comme dans la figure 40. Ces polygones sont assez enfoncés pour prendre l'aspect d'alvéoles. Au milieu des myriades de corpuscules épidermiques, il y a une quantité innombrable de petits appendices, fig. 37, qui semblent être des cônes à base évasée, dont le cercle *a*, serait l'ouverture. La couche sous épidermique serait-elle donc une membrane, à la surface de laquelle ces petits cônes seraient implantés ? Mais, de quelque côté qu'elle se présente à l'œil, on ne voit jamais les pointes de ces cônes ; les lentilles d'un court foyer ne les montrent jamais, non plus : Les flocons, collés à l'envers de cette membrane, sur leur ouverture, ne prennent pas la forme cônique, qu'ils auraient, s'ils y étaient enfermés. Quand on cherche à en étaler les lambeaux, soit en cardant les pièces, avec une pincée d'aiguilles, soit en les comprimant avec les plaques du porte-objet, elle prend une apparence, qui fait supposer que ces appendices sont détruits. La solidité de cette membrane rend difficiles ces expériences, qu'il est plus commode, au moins pour commencer, de faire sur la peau des grenouilles. Elle existe, en effet, sous l'épiderme des batraciens et sous les écailles de poissons. On ne peut faire macérer la peau de ces animaux, sans l'altérer beaucoup. On n'en détache convenablement ce feuillet, qu'en ratissant cette membrane. La compression ou le tiraillement des aiguilles, élargit successivement ses polygones, et les rapproche de la forme circulaire, qu'ils finissent par prendre tout-à-fait. Les fragments très-petits, que les aiguilles détachent, culbutent et tournent dans le liquide, présentant toujours leurs deux faces sous le même aspect. Ceux qui sont assez petits offrent, ici, un ou deux cercles, environnés d'un pli roulé, fig. 38. Là, le cercle est allongé, fig. 39, et la membrane commence à rouler autour de lui, en l'entourant d'un bourrelet. L'observateur, en suivant, avec attention, les rapports de ces différentes apparences, acquiert bientôt la preuve que les appendices de la figure 37, ne sont que les lambeaux d'une membrane extrêmement mince, qui se rouleraient en cylindres, si un renfort circulaire, plus solide que le reste, ne s'y opposait. Il est donc certain qu'un feuillet simple, transparent, plissé en polygones, très-ferme et très-résistant, enveloppe toute la surface du corps, sous l'épiderme et sur les papilles. Ce feuillet se plisse, pour s'accommoder aux inégalités de cette surface, sur laquelle il n'est pas moulé. L'épiderme est collé sur lui, et en emprunte presque toute sa solidité.

Quand on détache de la peau humaine, après une macération suffisante, un lambeau mince d'épiderme, garni de la membrane qui la double, et qu'on le soumet au microscope, sans trop le comprimer ; on trouve qu'il porte des plis exactement correspondants au réseau de la coupe des cloisons du derme. Ces plis circonscrivent autant de bourses qui enveloppent un certain nombre de papilles. Pendant les mouvements des différentes parties du corps, l'épiderme plie suivant ces lignes ; par conséquent, le feuillet sous-épidermique adhère au derme, sur ses parties solides. Telle est l'origine des polygones innombrables et variés, tracés sur la surface du corps de l'homme.

Je regarde comme des dépendances du feuillet, que je viens de décrire, les organes que l'on détache avec lui, non-seulement à cause de leur analogie de structure et de leur continuité; mais encore parce qu'ils se forment, en effet, à ses dépens, dans l'embryon. Ce sont les vésicules pileuses, celles qui versent un liquide particulier sur la plante des pieds et la paume des mains, enfin les glandes sébacées.

Vésicules pileuses. — Les capsules pileuses sont de petits sacs ovoïdes, surmontés d'un long col droit, qui traverse la tige du poil. Je les appelle vésicules, parce que se sont de véritables vésicules sécrétantes, comme celles qui composent la plupart des glandes; et dont elles ne diffèrent que par leur grosseur. Elles sont groupées dans les parties solides du derme, fig. 31, *a-a*; ce qui explique comment les poils sont disposés par paquets, assez régulièrement espacés, et placés sur les lignes, ou les angles des polygones tracés à la surface du corps. Leur tige commence à peu près au milieu de l'ampoule, c'est-à-dire, au milieu d'une masse de matière grise transparente, qui, vue sous des grossissements suffisants, paraît composée de corpuscules serrés les uns contre les autres. Si on examine cette extrémité du poil retiré de sa capsule, cette contexture devient plus évidente encore. Il est donc extrêmement probable que le poil se forme, comme l'épiderme, de gouttelettes, qui s'agglutinent en se durcissant. La vésicule et son col sont formés d'une membrane transparente, plissée polygonalement, comme le feuillet sous-épidermique et comme celle de toutes les vésicules glanduleuses. On peut en étudier la structure, sur celles que le scalpel détache des pièces de peau gelée, ou, en les arrachant avec la membrane à laquelle elles sont continues. Elles sont renforcées, dans les moustaches des animaux, d'une enveloppe de cellulosité compacte, serrée et blanche comme les parties solides de la peau humaine. C'est pour cela, sans doute, que les anatomistes les regardent comme fibreuses.

Follicules de la main et du pied. — La peau de la plante du pied et celle de la paume de la main contiennent un grand nombre de follicules, dont les ouvertures sont visibles à l'aide d'une simple loupe. Ce sont des sacs ovales *f-f*, fig. 33, surmontés d'un col roulé en spirale. On les étudie commodément sur des morceaux de peau fraîche, coupés à des pièces gelées. Ils s'isolent bien, parce qu'ils sont plongés dans la graisse et qu'ils échappent à l'instrument, sous lequel ils glisser Il est peut-être mieux encore de les arracher, avec la membrane, de peau macérée assez long-temps. Ils sont, comme la capsule pileus formés d'un feuillet simple, sans fibres, plissé en polygones. Ils n' diffèrent que par les replis de leur col. Ils sont aussi placés par group dans les parties serrées de la peau. On peut voir, sur une tranche min d'épiderme, que les bords de leurs ouvertures *o, o,* fig. 41, se replie et se réfléchissent, pour faire suite à la membrane sous-épidermiqu Il en est de même des capsules pileuses. Les corpuscules épidermiqu se moulent autour du poil, et ne peuvent lui former la gaîne épide mique, que les anatomistes lui décrivent, je ne sais trop pourquoi.

La sueur, à la plante du pied et à la paume de la main, a une vi cosité qu'on ne lui trouve sur aucune autre partie de la peau. Il mêle donc, à la transpiration, quelque chose qui rend la main collant pour retenir les objets qu'elle saisit; et qui donne au pied le pouvoir nous fixer sur les surfaces. Ce ne peut être qu'à la matière sécrétée p les follicules, que ces organes doivent cette propriété, qui est, sa doute, pour le toucher, un élément de comparaison.

Glandes sébacées. — Les glandes sébacées existent dans toutes parties de la peau, excepté à la paume des mains et à la plante pieds. Pour les trouver et les isoler commodément, il faut prendre, préférence, la peau de l'aile du nez, où elles sont très-nombreuses; sous laquelle elles ne peuvent s'enfoncer. On la fait geler; et, com ces glandes sont assez volumineuses, on la coupe en morceaux as épais pour qu'elles ne soient pas mutilées. Une bonne loupe, qui gr sit de douze à quinze diamètres, suffit pour les bien voir. Elles se co posent, fig. 43, d'un canal sécréteur, dans les divisions duquel s' vrent des vésicules ovoïdes presque opaques; dont le nombre et la gr seur varient. Cette figure ne peut donner l'idée de leur nombre; pa qu'une coupe, selon l'épaisseur de la peau, ne peut contenir tout glande et conserver quelque transparence. Il n'est possible de le c naître que dans une série de coupes parallèles à la surface de la pe et faites successivement de l'épiderme à la face adhérente du tégum Dans les parties où elles peuvent s'enfoncer au-dessous de la peau, e plongent dans la graisse, et leur canal sécréteur est plus long, et m rempli du produit de leur sécrétion. Dans toutes, il est très-gros, quand il n'est pas très-plein, il se plisse longitudinalement, de s que, si l'on n'y faisait attention, ses divisions paraîtraient comme près de son ouverture. Mais quand il est entièrement rempli, con cela arrive le plus souvent autour des ailes du nez, il représente un sac, au fond duquel aboutissent autant de glandes différentes qu'il y a de divisions. Enfin il se distend, et prend la forme ovoïde, indiquée daus cette figure, par les lignes ponctuées. C'est ce canal ainsi distendu, qui a été pris, par les anatomistes, pour la glande elle-même, que l'on appelait follicule.

Pour déterminer la structure de cette glande, il faut l'examiner sur un morceau, détaché par macération de l'aile du nez; parce qu'en arrachant le lambeau, on force la glande presque entière à passer par le trou cylindrique du derme, qui loge le canal sécréteur; celui-ci se vide, ainsi que les vésicules, sinon en totalité, du moins assez pour en augmenter la transparence. Ces parties, fig. 42, sont alors, sous le microscope, d'une couleur grise, opaque, due à ce qu'elles contiennent. On voit aussi que cette matière consiste en grumeaux comprimés les uns par les autres, et on commence à apercevoir la plissure de la membrane, qui les compose. Si, ensuite, on pétrit, dans l'huile, avec une tige de verre, le lambeau auquel elles appartiennent, on les vide; et on s'assure qu'elles sont formées d'une membrane simple et homogène, qui, quand elle est libre, se plisse en polygones, comme celles que je viens de décrire.

On a dit qu'un ou deux follicules sébacés s'ouvraient dans chaque capsule pileuse: je les ai vainement cherchés dans la peau de l'homme. Les glandes sébacées ne sauraient commmuniquer de cette manière avec l'organe producteur des poils. On rencontre, à la vérité, des faisceaux de poils *AB*, fig. 43, qui paraissent accolés aux canaux sécréteurs de ces glandes, comme le représente cette figure. Mais, comment la grosseur de ces canaux permettrait-elle cette communication? D'ailleurs, il y a, partout, des poils isolés qui manqueraient de glandes. Cette erreur vient sans doute de ce que l'on a vu dans les animaux. Chez eux, chaque poil reçoit le canal sécréteur d'une glande, mais non des follicules. On n'en aura aperçu qu'une ou deux vésicules, parce que l'on n'a employé que des pièces mutilées. Pour bien voir le rapport des glandes du suint, avec les follicules des poils, il faut se procurer un morceau de la peau d'un bœuf foncé en couleur; parce que les glandes sont, chez lui, distendues par un fluide jaune doré qui les rend très- apparentes. Il est encore plus avantageux de prendre un morceau du tégument du pis d'une vache brune; parce que, moins dur et moins compacte, il est susceptible d'être examiné en tranches un peu plus épaisses, que la compression étale beaucoup mieux. Il faut aussi préférer les portions de cette peau, dans lesquelles les poils sont rares, afin que la glande, plus isolée, soit conservée plus entière. Celle de la base du trayon remplit toutes ces conditions. C'est encore à la gelée, qu'il faut recourir, pour obtenir les tranches les mieux coupées ; et conserver le mieux toutes leurs parties. On voit bien distinctement, alors, les canaux sécréteurs des glandes aboutir dans le milieu du col de chaque capsule pileuse. Si on en voulait de nouvelles preuves, il faudrait soumettre cette peau à la macération, et en détacher l'épiderme, avec la membrane qui le double. On emporte, avec l'organe du poil, le canal de la glande, garni de ses débris. Ensuite, en soumettant au microscope, des tranches de la peau que l'on vient de dépouiller, on n'y trouvera aucun reste des canaux de glandes, que l'on reconnaîtrait bien à la couleur de leur contenu.

Glandes des paupières. — Les glandes des paupières, appelées aussi follicules de Meïbomius, ne sont pas non plus des follicules. Ce sont des glandes vésiculeuses, qui ont la même structure que les glandes sébacées, fig. 42 et 43. Leur canal sécréteur est seulement plus étroit, et leurs vésicules, rangées les unes au-dessus des autres, sont serrées entre elles; de sorte que la glande entière forme un petit paquet, presque cylindrique, enchassé dans une loge du bord du cartillage. On n'a besoin, pour les examiner, de faire subir aucune préparation à la paupière. Il suffit de couper, avec de bons ciseaux, un petit lambeau, suivant la longueur de la glande, et de le soumettre aux médiocres grossissements du microscope solaire. La compression des plaques, étalant la glande, en sépare les vésicules et les vide assez pour que l'on puisse constater, sans peine, ce que je viens de dire.

Papilles. — Lorsque l'on a ôté, de la peau humaine, le feuillet sous-épidermique, avec ses dépendances, on voit bien, à l'œil nu, qu'il reste quelque chose à la surface du derme. Si c'est la peau de la plante du pied, ou de la paume de la main, que l'on examine; on voit qu'elle est couverte d'éminences fort petites, que l'on distingue beaucoup mieux à la loupe. Ce sont ces éminences que l'on appelle spécialement papilles. Ces petits organes sont composés d'éléments bien solides car, si on essaie de les enlever, soit en coupant, soit en raclant le derme, on est surpris de leur résistance; ils crient sous le scalpel, et on ne finit par les enlever, qu'avec la plus grande difficulté. Pour en trouver la structure, il faut faire geler la peau, afin de la couper en tranches minces, suivant son épaisseur, de manière à voir le profil des papilles. Le microscope solaire les montre sous la forme de petit cônes ventrus, fig. 44, qui sont formés par une membrane simple, transparente, plissée en polygones quand les papilles sont sorties de leur gaîne depuis quelque temps; mais, ayant des plis longs, fins et irréguliers, lorsque l'effet du tiraillement n'a pas eu le temps de s'effacer. On les trouve de la même manière, et avec la même structure, dans toutes les parties de la peau des animaux, mais plus commodément, sur celles qui ne portent pas de poils. Je les ai aussi trouvées dans la peau du colimaçon. Elles sont toujours côniques, mais plus ou moins allongées; trés-longues, par exemple, dans le mufle du bœuf, elles ont, dans le pis de vache, à peu près la même forme que dans la peau humaine. En comparant le volume d'un de ces cônes avec celui de la gaîne papillaire de l'épiderme, on est porté à croire que cette gaîne doit en renfermer plusieurs. Cette comparaison est facile sur les morceaux de peau de mufle de bœuf noir. Si on coupe un morceau de cette peau ou de celle de l'homme, macérée pendant assez longtemps mais garnie de son épiderme, et qu'on le soumette au microscope solaire, la compression des plaques du porte-objet, ou un léger frottement de ces plaques entre les platines de l'instrument, détache la partie extérieure de l'appareil sécréteur; et on voit plusieurs cônes papillaires sortir de la même gaîne.

Je n'ai jamais pu parvenir à détacher les papilles entières de la surface du derme; je n'ai jamais pu en emporter un lambeau qui en réunît seulement quelques unes, de manière à bien voir leur base: je ne puis donc prouver directement qu'elles sont formées aux dépens d'une membrane qui couvre tout le derme. Cela se voit pourtant assez bien sur la peau des poissons, dont les papilles contiennent des matières colorées; et on en a aussi la preuve dans l'embryon des mammifères, chez lequel ces organes sont aussi fort souvent colorés.

Chacun de ces cônes papillaires, dans l'homme et les autres mammifères, contient une anse de vaisseau sanguin, qui se divise en plusieurs rameaux. Ce vaisseau, qui consiste en un tube membraneux simple, rampe sur les parois du cône, dont il suit les inflexions. Je n'y ai pas vu de filets nerveux. Ils sont probablement remplis d'un liquide soluble dans l'eau; car je n'ai jamais pu les voir pleins, comme ceux de la peau des poissons ou des batraciens.

Les papilles ne sont pas ouvertes à leur sommet, quoiqu'on en rencontre souvent qui ont une ouverture bien évidente. Elle se fait au moment où on sépare l'appareil sécréteur extérieur de la peau; car, lorsque la macération a duré assez longtemps, on n'en trouve plus. J'ai beaucoup cherché si l'épiderme présente quelqu'ouverture, au somm de la gaîne papillaire: je n'en ai pas aperçu. Cependant une analogi dont je parlerai plus loin, autorise à en supposer l'existence.

Couleur de la peau.—J'ai dit que la membrane sous-épidermique d trayon de la vache brune, et celle du mufle du bœuf noir, avaient u couleur brune et noire. Mais on ne peut attribuer la coloration de c parties uniquement à celle de ce feuillet, qui n'est pas très-foncé. L personnes qui ont quelque connaissance de l'emploi des couleurs peinture, verront bien que celle-ci résulte de deux teintes superposée La membrane sous-épidémique de la peau humaine, vue à l'œil n ou à l'aide d'une faible loupe, sur l'envers de l'épiderme, a une tein rose un peu mêlée de noir, qui ne peut lui appartenir; puisque portions, qui sont frottées avec un pinceau dur, ont assez bien l'asp nacré des aponévroses minces. Il est donc extrêmement probable q quelqu'autre chose contribue à la coloration du tégument de l'homm et des autres mammifères. Quand on soumet aux grossissements quatre à six cents diamètres du microscope solaire, une feuille min de membrane épidermique, sans toucher à son envers; et que cet e vers a été tourné du côté de l'appareil éclairant de cet instrument; voit, au moyen d'une lentille d'un court foyer, des flocons arrond rangés dans les enfoncements de la membrane. Ces flocons, traver par la lumière, sont dans la peau du trayon brun, par exemple, d'u couleur seppia, tandis que la membrane elle-même n'a qu'une coule rouille foncée. Ils sont composés de globules presque opaques, sph riques, assez réguliers, beaucoup plus petits et plus égaux entre-eux q ceux du sang. Ils sont liés par une masse molle, d'un brun foncé, no dans le mufle du bœuf noir; un peu transparente et grise dans la pe de la race blanche humaine; brune seppia foncé dans le nègre, dont peau est la plus convenable de toutes pour cette étude. Le champ microscope en présente à étudier autant qu'on en peut désirer. L'e salée ne paraît pas avoir d'action sur eux; aussi je préfère, pour d tacher l'appareil sécréteur de la peau que je destine à cette recherch je préfère, dis-je, la faire macérer dans l'eau salée. Quoique ces floco adhèrent beaucoup plus à la membrane sous-épidermique qu'aux p pilles, on en trouve souvent d'assez grandes quantités, arrangées da les enfoncements de la membrane qui compose ces petits organes. sont donc contenus dans les loges qui se trouvent formées par la re contre de ces enfoncements. La couleur du tégument des mammifè est par conséquent due à des corpuscules sphériques colorés, nagea dans un fluide aussi coloré, contenu entre ces papilles et la membrane sous-épidermique, qu'il pénétre et teint. Le refroidissement cadavérique coagule ce fluide, qui se moule jusqu'à un certain point sur les parties, entre lesquelles il est renfermé.

Il est probable que c'est ce fluide qui teint les poils: le rapport de leur couleur à celle de la peau, que tout le monde a remarqué, conduit à cette supposition. Ce que l'on observe dans l'embryon, à ce sujet, me paraît aussi l'appuyer. Chez lui, en effet, avant que le poil n'ait commencé, sa vésicule productrice, relativement très-grosse et très apparente, est pénétrée de couleur comme la membrane dont elle dépend, et dont elle ne diffère en aucune manière. Mais elle perd sa matière colorante, à mesure que les poils s'accroissent. La robe des animaux ne doit pas souvent sa couleur à celle du poil seule; rien de plus évident sur certains bœufs brun foncé. Les glandes du suint versent, dans les vésicules pileuses, un fluide qui se répand à la surface de la peau et peint la plus grande partie du poil d'une couleur différente de celle qu'il reçoit des organes d'où il provient. Aussi, non seulement la robe de ces animaux paraît, en totalité, nuancée de deux couleurs; mais encore, elle varie, suivant que les agens extérieurs détruisent cette peinture du poil, ou que les circonstances, dans lesquelles l'animal vit, lui permettent de s'accumuler.

Dans les batraciens et les poissons, la couleur de la peau est produite par un plus grand nombre de causes. Tous ont d'abord, entre la membrane sous-épidermique et les papilles, la couche que j'ai décrite dans les mammifères, toujours composée de globules, unis par un fluide coagulé. Elle est, comme dans la première classe des vertébrés, tantôt colorée, tantôt incolore. Dans les batraciens et les poissons, que j'ai pu disséquer, je l'ai toujours trouvée bistre, plus ou moins foncé, quand elle était colorée. C'est elle qui donne, à leur peau, la teinte brune, qui domine dans quelques uns, comme la limande, la plie, la sole, etc.; mais les marbrures et les taches jaunes, rouges, noires, bleues et vertes sont produites par la couleur des fluides contenus dans les cônes papillaires. Chez ces animaux, les papilles sont de grandeur différente: les plus grandes sont remplies par un liquide visqueux coagulé, qui unit des globules très-nombreux. Cette pâte varie de nuances: elle est toujours noire; mais tantôt le noir est mêlé de rouge, tantôt de bleu. Les autres papilles contiennent un liquide fort peu visqueux, que la compression en fait aisément sortir. Il varie du jaune de soufre à l'orangé du minium ou va jusqu'à l'écarlate du

vermillon. Lorsqu'un certain nombre de papilles, d'une même espè
se trouvent réunies, elles forment une barre ou une tache d'une se
couleur, parce que leur petitesse ne permet pas, à nos yeux de
distinguer plutôt que les particules d'une poudre impalpable. Qua
elles sont entremélées, la fusion et la combinaison de leurs couleurs
produisent à nos yeux, comme dans le mélange de poudres coloré
et les humeurs de leur peau vernissent ces couleurs. Le feuillet,
j'ai appelé sous-épidermique, est couvert, dans les poissons par
écailles; mais, dans plusieurs espèces, il supporte les lames a
quelles elles doivent cet éclat métallique qui les rend si brillants.
lames, d'une extrême petitesse dans quelques-uns, dans le harer
par exemple, sont encore, dans leurs yeux beaucoup plus petites.
n'ai pu les voir, dans l'œil du brochet, qu'avec un grossissement d
moins huit cents diamètres du microscope solaire. Traversées direc
ment par la lumière de cette instrument, elles sont entièrement tra
parentes; mais lorsqu'elle leur arrive sous certaines incidences, e
la décomposent comme les prismes. Quand la couche interposée en
les papilles et la membrane qui supporte ces lames est brune, elle
rête probablement la lumière, ou communique sa couleur aux ref
de ces prismes dans certaines parties; tandis que les barres noires
font toujours voir à travers, comme dans le maquereau, par exem

Appareil sécréteur des membranes muqueuses. — L'épiderme ne
couvre les membranes muqueuses, que dans les parties exposées
contacts des corps extérieurs solides. Il n'existe que dans la bouche
vagin, et sur les bords des ouvertures naturelles: je n'ai rien trou
dans les autres parties, qui puisse le remplacer. Il est, sur les muqueu
qui en sont garnies, absolument semblable à celui de la peau. Il
compose, comme lui, de corpuscules transparents, homogènes, pol
driques, mais plus mous. Il sont aussi beaucoup moins adhérents en
eux; sans doute parcequ'ils sont constamment baignés de liquides.

Dans les portions recouvertes d'épiderme, les membranes m
queuses ont une ressemblance complète avec la peau. Elles sont, com
elle, revêtues d'un feuillet mince, transparent, plissé, que l'on tro
beaucoup plus facilement sur la langue, par exemple, que sur la ma
parce qu'il se dépouille mieux de son épiderme. Pour y bien réussir
faut faire cuire une langue: celle d'une tête de veau, cuite pou
table, est la mieux préparée. On la laisse macérer dans l'eau salée, j
qu'à ce que l'on puisse détacher les corpuscules épidermiques avec
pinceau un peu dur. On coupe ensuite une tranche mince à sa surp

ficie, soit avec un bon scapel, soit avec des ciseaux. Le microscope solaire y montre très bien la membrane, avec ses cônes papillaires, les uns vides les autres contenant une partie de la papille, et souvent hérissés de corpuscules épidermiques. On peut encore obtenir de beaux lambeaux de cette membrane, et de nombreuses gaînes isolées, en ratissant la surface de la langue au lieu de la couper. Enfin le peu d'épaisseur de l'épiderme de la langue du lapin, permet d'y étudier commodément ce feuillet, et d'en examiner le rapport et les détails, sans préparation préalable.

La matière colorante, étant renfermée entre ce feuillet et les papilles, elle ne doit exister qu'où il se trouve ; en effet les muqueuses ne se colorent qu'aux ouvertures naturelles. Puisque le feuillet sécréteur extérieur des téguments ne se rencontre que sous l'épiderme, ne pourrait-on en conclure qu'il en est l'organe producteur?

Glandes dites muqueuses. — Les glandes dépendantes du feuillet sous-épidermique des membranes muqueuses, que l'on pourrait comparer aux glandes sébacées, se ressemblent toutes par leur structure. Toutes sont composées de vésicules dont chacune aboutit à une division du canal sécréteur. Ce canal est, le plus souvent, très-large relativement au volume de la glande. La membrane qui les forme, a toutes les propriétés de celle qui compose les glandes sébacées. Leurs vésicules sont beaucoup plus petites; mais diffèrent peu d'une glande à l'autre, quoique ces organes n'aient pas tous la même grosseur. Celles des joues, sont les plus grosses: elles sont si ressemblantes aux salivaires qu'il serait difficile d'en distinguer les morceaux: aussi sont-elles classées parmi les organes producteurs de la salive. Celles de la langue, sont beaucoup plus petites. C'est à la base de cet organe qu'on les trouve le plus facilement. Leurs ouvertures sont visibles à l'aide d'une faible loupe, dans les sillons que laissent entre elles, les rides dont cette base est couverte. Il faut couper les tranches, qui doivent les contenir, suivant l'épaisseur de la membrane, et leur donner assez de grandeur, pour y comprendre une certaine portion de muscle, parce qu'elles sont en partie plongées dans la cellulosité intermusculaire. On peut obtenir ces tranches sur une langue cuite, en les coupant avec des ciseaux, ou même avec un scapel bien affilé; et les étudier, au microscope solaire ; mais pour se passer de cet instrument, il faut des morceaux minces et d'une épaisseur plus égale, que la congélation donne seule le moyen de se procurer. Ces glandes sont si nombreuses, à la base de la langue, qu'elles se touchent partout. On en trouve autant s les fosses nasales, et peut être plus encore, sous la peau du mufle bœuf, où elles forment une couche épaisse et serrée. Leurs vésicules ; communiquent jamais entre-elles: on en a la preuve en les détachant e leurs canaux : on y parvient en déchirant l'organe dans lequel on les examine, et en raclant la déchirure. Elles sont remplies de corpuscules globuleux, assez opaques pour en rendre l'étude difficile, avec les microscopes dioptriques. Ces corpuscules sont mêlés dans un liquide assez difficilement soluble dans l'eau.

Papilles-Villosités. — Dans toutes les parties des muqueuses protégées par un épiderme, il existe de véritables papilles, qui ont exactement la même structure que celles de la peau. Il est bon de la constater d'abord, dans celle de l'homme et des grands animaux; puis, de profiter de la délicatesse et de la transparence des organes du lapin domestique, pour vérifier quelques détails, qu'il est difficile d'apercevoir sur les autres mammifères. Ainsi, dans une tranche mince et bien coupée, sur une langue fraîche de lapin, suivant le rayon de l'organe, et de manière à comprendre toute l'épaisseur de la membrane, on voit bien, à l'aide du microscope solaire, que les papilles sont des cônes membraneux logés dans ceux du feuillet épidermique. Leur transparence prouve qu'elles ne contiennent qu'un fluide incolore. Cependant, j'ai vu, quelquefois, à la base des papilles, sur des tranches prises à la langue gelée, de petites éminences assez régulières, qui occupaient un peu moins que la largeur de cette base, et s'élevaient, au plus, au sixième de sa hauteur. Elles étaient composées de cellulosité, continue au derme. C'est d'elles que partait le vaisseau capillaire, pour aller se replier au haut du cône, d'où il venait se perdre dans leur substance. De quelque manière que les pièces se présentent à l'œil, sous le microscope, leur transparence laisse encore voir les plis que fait la membrane papillaire à la base des cônes, comme les indique ce simple trait, fig. 45, calqué sur l'image d'un lambeau, enlevé avec des ciseaux. Cela me parait prouver que les cônes papillaires, sont formés aux dépens d'une membrane, qui couvre le derme et se plisse aux bords de l'ouverture des gaines épidermiques, comme si elle avait été poussée dans leur intérieur.

On voit encore, sur la langue du lapin, que les petites papilles ne contiennent qu'un seul cône; mais que les autres en renferment plusieurs. Lorsque, par exemple, on regarde, du haut en bas, une grosse papille sphérique, fig. 46, on aperçoit, un peu confusément à la vérité, le sommet des cônes, *c-c*, au milieu de cette sphère:

cependant on peut, non-seulement les bien voir et même les compter, dans certaines préparations heureuses, mais aussi en distinguer les anses vasculaires. On peut, d'ailleurs, s'assurer de la vérité de cette observation, en cardant la pièce avec une pincée d'aiguilles, car on détruit, alors, les gaînes ; et toute la surface du morceau est couverte de cônes égaux.

Les cônes papillaires des muqueuses sont imperforés, comme ceux de la peau ; mais les gaînes, fig. 45, sont, à leur sommet, déchiquetées et comme usées. Ce qui me paraît prouver qu'elles sont naturellement ouvertes, c'est que les découpures des gaînes sphériques, fig. 46 et 47, sont trop régulières pour être le produit d'une usure. J'ai fait remarquer que cette ouverture n'existe pas au sommet des gaînes épidermiques de la peau : serait-ce parce que l'absorption doit-être fort petite à l'extérieur du corps ?

Jusqu'ici, et malgré l'observation que je viens de faire, sur la disposition des gaînes des papilles, l'analogie des membranes muqueuses avec la peau était évidente. Mais leurs différences, déjà sensibles dans la contexture du derme, et par l'absence de l'appareil épidermique, vont le devenir davantage par les modifications de la membrane papillaire. Dans le tube digestif, les cônes papillaires s'allongent et prennent, dans la plus grande partie de leur longueur, une forme cylindrique. Les personnes, qui seront familiarisées avec l'aspect des papilles de la peau et des muqueuses, seront, au premier examen des villosités, convaincues que ce n'est pas pour le plaisir d'établir une analogie, que je les regarde comme des papilles, dont la forme n'est que modifiée. Elles leur trouveront la plissure de tous les organes composés de membranes minces. Cette plissure présente pourtant une particularité, évidemment destinée à leur donner une élasticité, que semble exiger leur situation. En général, lors-même qu'elles sont bien libres, leurs polygones sont peu serrés, et sont, souvent, remplacés par des cercles. L'intervalle de ces cercles, se plisse de manière que chaque ligne de cercles est posée sur un pli circulaire, qui forme une sorte d'anneau autour du cylindre. Le cylindre entier se trouve, ainsi, susceptible de s'allonger. D'autres plis longitudinaux, moins apparents, croisent ceux-ci de sorte que la villosité, semble, au premier coup d'œil, partagée en cellules. Il suffit de carder la pièce, ou même de faire frotter un peu les plaques du porte-objet, pour retrouver leur véritable composition.

Pendant ces expériences, on voit bien la continuité des bases des villosités ; mais on peut s'assurer directement qu'elles sont formées au dépens de la même membrane. En effet, en raclant la surface d l'intestin, on enlève des morceaux, qui contiennent un certai nombre de ces appendices, que l'on voit bien continus les uns au autres. Lorsque le lambeau est étalé avec quelque force par les ai guilles, ou seulement par la compression des plaques, les villosités s raccourcissent et leurs intervalles se prononcent.

Les villosités qui n'ont souffert aucun tiraillement, sont parcourues dans toute leur longueur, par un cylindre brun, ayant, dans celles d l'intestin du bœuf, par exemple, un diamètre égal au plus au qua du leur. Pour en connaître la nature, il faut carder la pièce avec ur pincée d'aiguilles : on fait sortir, des villosités déchirées, ce cylind décomposé en flocons de grosseur assez égale d'une matière coag lée, agglomérant un grand nombre de globules assez réguliers presqu'opaques. On voit, alors, dans la villosité, une anse capillai absolument semblable a celles des papilles.

Les villosités n'ont pas non plus d'ouverture. Si un flocon ou l'extr mité de l'anse capillaire, pouvait faire croire qu'elles en ont une, c serait bientôt convaincu du contraire, en examinant les bouts de c cylindres, que la pincée d'aiguilles a déchirés et étalés.

Enfin, dans certaines portions de membrane muqueuse, on rencontre plus de papilles ni de villosités. La cavité utérine et surface de l'œil sont dans ce cas. Ces organes sont tout simpleme recouverts par une membrane mince, exactement pareille à celle q forme les papilles. Elle y est très-fortement plissée, elle est le se élément de muqueuse, que l'on retrouve sur la cornée, d'où on détache aisément, en raclant cette membrane.

Dans le très-jeune embryon, le derme est confondu avec la cell losité dont il fait partie. Lorsque le développement de l'animal est ass avancé, pour que sa peau commence à devenir distincte ; si on coupe pour la soumettre au microscope, quels que soient les procéd que l'on emploie, les tiraillements, ou seulement la compression porte-objet, déploient les morceaux. Il est, donc, très-difficile de s voir comment et quand se forment les parties compactes du derme.

La partie du tégument de l'embryon la première visible, est feuillet mince et homogène qui porte l'épiderme. On le détache, s en faisant macérer le fœtus, soit en raclant la surface de son corps. ne présente alors de remarquable que la grandeur relative des po gones de sa plissure. Il faut attendre assez tard, pour voir appara les gaînes coniques des papilles. Les vésicules pileuses paraissent avant les autres dépendances de cette membrane. Elles commencent par une petite poche, qui s'allonge beaucoup, avant qu'on ne puisse apercevoir un vestige de poil.

Je n'ai pas recherché, non plus, le moment où les éléments des membranes muqueuses peuvent devenir apparents dans le fœtus : les difficultés de cette recherche m'auraient conduit trop loin ; mais j'ai examiné, avec soin, l'ensemble du tube digestif, quand j'en ai eu l'occasion. Dans un embryon, assez petit pour être soumis tout entier au microscope, on ne réussit pas toujours à voir ce tube, dans sa totalité; parce qu'il se trouve couvert par les autres organes. Néanmoins, on peut, quelquefois, le voir entièrement séparé. Dans ce cas, le microscope dioptrique ne montre, au-dessous de l'estomac, qu'une bande crénelée de chaque côté et de la longueur du corps. Il n'est pas possible d'en distinguer les détails, avec cet instrument. Mais, avec un grossissement de trois cents diamètres du microscope solaire, on reconnait, avec la plus grande clarté, que ces crénelures sont des ondulations intestinales. En augmentant ensuite l'amplification, on distingue le colon de l'intestin grêle, à son diamètre toujours un peu plus grand; aux vestiges de ses renflements, séparés par des bandes d'aspect fibreux; le rectum, reconnaissable à sa forme, qui lui a fait donner, par les bouchers, le nom de fuseau, présente déjà ses faisceaux musculaires bien dessinés. Il n'offre aucune trace d'ouverture, qui puisse donner l'idée de la communication, qu'on lui a supposée avec la vessie que l'on voit, elle-même, tout entière. Ce tube intestinal partout bien fermé, est attaché au mésentère.

RATE,

Organes appelés fibreux.

Rate. — Les personnes, qui se seront donné la peine de s'assurer que le derme a une structure celluleuse, ne seront plus étonnées de ne pas rencontrer de fibres, dans les parties que l'on avait spécialement appelées fibreuses. Les organes blancs, nacrés, plus ou moins élastiques, auxquels ont avait attribué cette contexture, ont, en effet, avec les cloisons compactes de la peau, une ressemblance si frappante, qu'il est tout naturel d'en conclure qu'ils doivent avoir une structure semblable. Mais, on ne verra certainement pas, sans surprise, l'article de la rate placé ici. Les médecins qui, occupés, comme moi, de tout ce que l'on y croit renfermé, vont feuilleter ce livre, pour y trouver quelqu'éclaircissement, seront assurément surpris de la simplicité de ce mystérieux organe.

La rate est, tout simplement, une masse de cellulosité, dont certaines portions, tassées et compactes, constituent les cloisons que tout le monde lui connait. Pour reconnaître cette structure : il faut faire geler cet organe et en couper des tranches bien minces, que l'on soumet, au microscope, dans une goutte de chlorure de soude. La couleur se détruit par l'action du chlore; et, quoique la lumière la fasse revenir bien vite, on a toujours le temps de voir que les portions molles se composent de cellulosité repliée, comme celle de la figure 1re; et que la matière colorante imbibe la substance cellulaire. Le frottement des plaques du porte-objet, dans les tranches bien coupées, développe les cloisons en cellulosité semblable à celle qu'elles environnent. Le pus, ou les autres produits de maladies, remplissent les cellules de la rate, et en effacent les cloisons. On trouve, quelquefois, d'assez grandes portions de cet organe développées en une cellulosité homogène, colorée, et dont les loges contiennent des fluides de nature très-différente. Pendant la santé, les cellules contiennent une matière fluide, colorée, susceptible de se coaguler.

Dans l'embryon très-jeune, la rate est composée d'une cellulosité homogène, qui se colore de très-bonne heure. Les cloisons ne se forment qu'à mesure que le fœtus se développe. Dans les petites espèces d'animaux, comme le lapin, par exemple, les cloisons de la rate n'existent pas ; l'organe ne consiste qu'en une masse celluleuse, traversée par des vaisseaux, qui n'ont pas, non plus, le renfort épais qu'on leur trouve dans la rate de l'homme et des grands mammifères.

J'ai trouvé que les injections déforment les vaisseaux de la rate ; et qu'ils présentent, lorsqu'ils sont examinés sans leur secours, une disposition particulière. Pour la constater, il faut faire geler un morceau de rate, et en laver une face sous un filet d'eau, en la frottant avec un pinceau. Les vaisseaux, qui ont une grande épaisseur et la solidité des tendons, résistent très-bien à ce frottement, tandis que la cellulosité, qui est d'une extrême mollesse, se détruit avec facilité. On trouve, alors, que les vaisseaux ne se divisent pas en branches successivement décroissantes, comme dans les autres organes; mais que leurs divisions sont singulièrement inégales. Tout-à-coup un vaisseau diminue beaucoup de calibre ; et, d'une branche assez grosse, partent des rameaux presque capillaires, ici, très-longs, là très-courts; et le même bout peut avoir des grosseurs très-différentes.

On trouve aussi, dans la rate, des corpuscules arrondis, qui ont été décrits sous le nom de corpuscules de Malpighi. Ils sont composés d'une cellulosité incolore, très-molle, dans laquelle l'inspection des vaisseaux fait voir des anses capillaires reployées. Nous retrouverons cette terminaison spéciale des vaisseaux dans le rein, mais sous une forme un peu différente.

Tendons. — Lorsque j'ai dit, tout-à-l'heure, que les organes blancs, ressemblant à la partie compacte du derme, ne pouvaient avoir, plutôt que lui, une tissure fibreuse; ceux qui ont déchiré des tendons secs en filamens, n'auront pas manqué de me reprocher de me refuser à l'évidence. Je prie donc mes lecteurs de bien déterminer, avec moi, ce qu'on doit entendre par fibres. Si on désigne, par ce mot, tout filament qu'on peut séparer d'un organe, par quelque procédé que ce soit; il est clair que tous les tendons ont des fibres. Ainsi, en leur faisant subir une légère cuisson dans l'eau aiguisée d'acide nitrique, on les divisera très-aisément. Mais ces filaments sont inégaux, et portent, sur toute leur longueur, des lambeaux qui prouvent que l'on a déchiré les tendons. Si on entend par fibres, des filaments bien distincts, bien séparables sans déchirement, comme les fibres des muscles, les tendons ne sont certainement pas fibreux.

Quoique les expériences, que je vais indiquer, s'exécutent très-bien sur les tendons de tous les animaux ; je donne encore la préférence à ceux du lapin domestique, parce que ses organes sont très-mols, et qu'il est possible de l'avoir à tout âge. Je commence par couper, sur un tendon quelconque, pris sur un membre gelé, une tranche transversale très-mince, que j'expose, dans une goutte d'eau, au foyer du microscope solaire. A moins que l'animal ne soit trop vieux, on voit aussitôt la pièce prendre l'aspect de la figure 1re. Si l'âge un peu avancé de l'animal rendait l'expérience un peu moins prompte, il suffirait de chauffer avec l'instrument, pour la terminer. On pourrait encore en venir à bout, en pétrissant la tranche sur le porte-objet, avec une tige de verre. Dans la coupe longitudinale du même tendon, on retrouve, sous le microscope, l'apparence fibreuse que prend la cellulosité tirée en deux sens opposés, fig. 2. Si la tranche est un peu mince, le frottement des plaques ou une légère trituration sur le porte-objet, la ramènent à l'arrangement de la cellulosité libre, fig. 1.

Si ces tranches sont assez minces, qu'on les étale avec des aiguiles et qu'ensuite on les comprime un peu, on les verra, sous le microscope épanouies, par places, en membranes semblables à celles que l'on forme avec la cellulosité déchirée.

Lorsque l'on répète ces expériences sur les tendons du bœuf, les coupes longitudinales présentent un aspect fibreux si évident, que les résultats, que je viens d'indiquer, ne paraissent plus satisfaisants. D'ailleurs, certaines parties, durcies en long comme je vais l'expliquer tout à l'heure, se détachent sous la forme de fibrilles assez régulières. Mais l'examen des tranches transversales très-minces a bientôt dissipé ces doutes : car elles contiennent à peine des plis, qui puissent simuler des fibres, et la moindre compression suffit pour les faires disparaître.

Les tendons paraissent, au microscope solaire, d'un jaune, dont l'intensité est proportionelle à leur compacité, comme les parties solides de la peau humaine. Lorsque l'animal est jeune, et que la tranche prise sur un tendon caché dans les chairs, n'a pas souffert de tiraillement, sa couleur est d'un beau violet transparent, qui est remplacé par le jaune, à mesure qu'elle se sèche ou se déploie.

J'ai souvent réussi à voir bien les restes des vides des cellules, dans des coupes transversales faites sur des tendons séchés juste assez pour être coupés en tranches minces.

Les tendons commencent dans l'embryon par être celluleux, rien de plus évident; il se continuent, d'ailleurs avec le périoste, dont on ne peut les séparer en aucun temps. Les gros tendons prennent, de très bonne heure, l'aspect fibreux. La cellulosité qui les compose, tirée d'un côté par les muscles et de l'autre par l'accroissement des os, se plisse bientôt en long. Elle se solidifie dans cette disposition à mesure que l'animal vieillit. Par l'effet de cette traction continue, la matière cellulaire se range sur des lignes parallèles, entre lesquelles les vides des loges se rangent aussi en files, qui rendent ces parties bien moins solides. Lors, donc, que l'on effile un tendon, on déchire ce qui résiste le moins et on forme des filamens qui portent, sur leurs bords, des traces de ce déchirement.

Quand les animaux deviennent très-vieux, leurs tendons ne présentent plus de vestiges de cellules; et, bien loin d'être fibreux, ils sont homogènes. On peut les couper en tranches très-minces, qui ne présentent aucune trace de tissure fibreuse, mais qui se rident inégalement par la rétraction inhérente à toute partie cellulaire.

Ligaments. — Ce que je viens de dire des tendons s'applique aux ligaments, qui ont la même structure.

Les ligaments sont visibles dans le fœtus de très-bonne heure. Je les ai très-bien vus, à l'aide du microscope solaire, dans les embryons de moutons d'un peu plus d'un centimètre de longueur, dans lesquels ils sont relativement très-gros. J'ai surtout été frappé de la grosseur du ligament annulaire de l'atlas.

Membranes fibreuses. — Les aponévroses, les ligaments membraneux ne sont aussi que de la cellulosité, devenue plus compacte et plissée, tantôt pendant qu'elle est libre, comme dans les enveloppes des glandes, par exemple, tantôt pendant qu'elle est tirée en deux sens opposés, comme dans les aponévroses d'insertion des muscles. En général, lorsqu'un de ces organes doit être d'une grande solidité, c'est sous cette dernière forme que la cellulosité le compose : c'est pour cela qu'on les trouve tantôt sous une forme, tantôt sous l'autre dans les différentes espèces d'animaux. Le périoste, soumis aux mêmes expériences et analysé de la même manière, se décompose en cellulosité, comme les autres parties nommées fibreuses. Il est très-épais dans l'embryon, dans lequel sa structure celluleuse est extrêmement facile à vérifier.

Sclérotique.— La totalité de sclérotique, dans l'homme et les mammifères, et sa portion membraneuse dans les oiseaux, rangées dans la catégorie des organes fibreux, sont encore composées de cellulosité, comme ceux dont je viens de parler. La putréfaction et la macération, employées comme je l'ai dit plus haut, donnent les moyens de la developper plus ou moins complètement : l'insufflation de la boucherie y introduit un peu d'air et n'en déploie que de trop petites parties. L'arrangement de cette cellulosité, toujours analogue à celui du derme de l'homme, en diffère pourtant à cause de la forme de la membrane. J'ai représenté dans la figure 48, un morceau de sclérotique humaine vu au microscope solaire, sous un grossissement de vingt-deux diamètres environ. Il a été coupé sur un œil gelé. La coupe de ses parties compactes forme un réseau serré, dont les mailles sont arrondies, et les cordons plissés suivant leur longueur, comme dans le derme. Mais cette disposition ayant lieu dans tous les sens, la coupe de la sclérotique paraît confuse au premier coup d'œil. Ce n'est qu'en l'examinant avec quelqu'attention, que ce rapprochement peut se faire; parceque l'on voit bien que cette plissure est commandée par la forme ronde de l'enveloppe solide de l'œil.

Disques intervertébraux.— Ces disques sont entièrement composés de cellulosité. Cette matière est serrée par couches à leur circonférence. Il n'est besoin d'aucune préparation, pour constater cette structure.

Il suffit d'exposer, au microscope solaire, de petits morceaux coupés avec des ciseaux. On leur trouve le même aspect qu'aux membranes dites fibreuses, c'est-à-dire, celui de la cellulosité serrée et repliée dans un sens principal. La lumière, en les traversant, leur donne cette couleur jaune, qui se rembrunit en proportion de la compacité des parties cellulaires. Cette nuance est quelquefois remplacée par une teinte violette, brillante si la pièce a été coupée très-près du bord du disque, comme on le voit de temps en temps dans les tendons fermes, ou dans quelques autres parties que nous examinerons plus loin. Les personnes que cette comparaison ne satisferait pas, pourront soumettre ces organes aux expériences que j'ai indiquées pour les autres. D'ailleurs, elles pourront encore, en coupant les morceaux successivement de la circonférence au centre, voir les cellules se déployer de plus en plus. L'examen de la partie molle, que l'on a aussi appelée le noyau, est beaucoup plus facile. Les morceaux, coupés avec des ciseaux, soumis, sans préparation, au microscope solaire, s'étudient bien, si le sujet est au moins adulte : mais, s'il est trop jeune, leurs cellules se déchirent par la seule compression des plaques du porte-objet. Ces cellules sont distendues par un liquide visqueux, dans lequel nagent des corpuscules absolument semblables aux granulations cartilagineuses, dont elles ne diffèrent que par leur petitesse. La quantité de ces corpuscules diminue du centre à la circonférence du disque.

On pourra, enfin, trouver des preuves irrécusables de cette structure, dans l'embryon de l'homme ou des animaux, chez lequel ces disques sont visibles de très-bonne heure.

OS.

Les anatomistes pensent tous, je crois, que les os commencent par être celluleux. Tant qu'ils n'ont pu se faire, de la cellulosité, d'autre idée que celle qu'en donne l'insufflation, rien ne devait paraître plus probable. Un peu de sels de plus, sécrétés par le périoste, ou déposés par les vaisseaux dans la matière primitive, et la chose était péremptoirement démontrée. Mais, pour ceux qui se donneront la peine de reconnaître, sous le microscope, la véritable structure de la matière celluleuse, cela n'est pas tout-à-fait si clair. Il y a bien loin, des loges sphériques régulières et si petites creusées dans cette substance, aux canaux et aux lames des os. Il n'y a ni cellules ni canaux dans les cartilages, que l'on regarde comme des os imparfaits. Aussi, quoique mes recherches, sur ces organes, m'aient coûté bien des soins et bien du temps, je n'en ai jamais été satisfait. J'avais donc pris la résolution de ne pas publier mes résultats; mais, pensant qu'ils contiennent encore quelque chose de bon, je me suis décidé à les placer ici, pour ne pas perdre entièrement le fruit de mes peines.

Il m'a paru trop facile de soumettre des lames d'os au microscope, pour que je supposasse que les micrographes eussent ajouté quelque chose à ce que cet instrument a pu leur montrer. Cependant, tout le monde parle encore de fibres osseuses : à quoi, me disais-je, pourrait servir, aux os, la forme fibreuse et la tissure qui donnent, aux parties qui en sont douées, la mollesse, la flexibilité et l'élasticité? J'ai donc commencé par chercher des fibres dans les os : j'ai trouvé, en effet, leur substance contenant un grand nombre d'aiguilles irrégulières et entrecroisées, comme si l'os consistait en un véritable tissu, qui aurait été plongé dans un liquide, susceptible de se solidifier, et, solidifié effectivement ensuite. Je les ai dépouillés de leurs sels, par les acides, et j'ai vu qu'ils devenaient, alors, très-rétractiles par la chaleur; et que, pendant cette rétraction, les aiguilles changeaient de forme. J'en ai conclu que ce n'étaient pas certainement des fibres, et que je ne pourrais lever mes doutes qu'en étudiant les os avant leur solidification.

Cette étude est hérissée de difficultés, tant qu'on essaie de séparer les os des très-jeunes embryons avec des instruments. J'avais tenté d'en détacher les parties molles, avec des pinceaux, durcis ou non dans l'eau gommée; je les mutilais toujours. M'étant aperçu, un jour, que la compression des plaques du porte-objet, disséquait assez bien certaines parties d'embryons, j'essayai d'en comprimer un tout entier. Je lui donnai l'épaisseur d'une carte à jouer un peu mince; et, afin que le frottement des plaques ne finit pas par le détruire, je les rendis immobiles, en collant des bandes de papier à leurs extrémités. Non-seulement je réussis fort-bien, mais je trouvai ainsi le moyen de conserver assez-longtemps ces petits sujets, que l'on n'a pas toujours sous la main. Pour cela, j'ai soin de remettre, de temps en temps, de l'eau salée entre les plaques, soit en les posant de champ sur l'ouverture d'un verre de montre très-plein; soit en faisant couler, d'un pinceau, une goutte de cette eau sur leur jointure.

Lorsque l'animal est encore en glaire, il n'y a aucune différence entre les cartilages et les os ; par conséquent ceux-ci passent par l'état cartilagineux, comme on l'a dit. Mais ce cartilage commençant est-il composé de matière cellulaire? Dès qu'on peut apercevoir le squelette, on en trouve les parties toujours évidemment distinctes de la cellulosité, par leur transparence, si on les fait traverser par la lumière; et, par leur couleur grisâtre, si on la dirige sur elles. Vues sous des grossissements suffisants, elles ont l'aspect d'une substance transparente, contenant des granulations de la forme de celle du cartilage de l'animal adulte représenté fig. 49; mais beaucoup plus petites et surtout plus abondantes. Le frottement des pièces du porte-objet les détruit très-vite. Leurs débris sont des groupes de corpuscules, liés par une matière transparente, homogène, très-molle. Ainsi, il est extrêmement probable que ces granulations ne sont pas contenues dans des cellules; mais font partie de la pâte elle-même, comme cela a lieu dans le cartillage de l'adulte. J'ai recherché, ensuite, si ce n'étaient pas des vésicules, dont les parois seraient solides. Mais si elles paraissent, en deçà et au-delà du foyer des forts objectifs, être creuses, parce qu'elles sont noires ; il n'en est plus de même au foyer précis de l'instrument, où elles sont tout-à-fait transparentes.

Cependant, si, dans les commencements de l'existence de l'embryon, les granulations cartilagineuses sont assez régulièrement disséminées dans la pâte, elles ne tardent pas à s'agglomérer en une sorte de noyau autour duquel la substance du cartilage reste d'abord homogène et transparente. Mais bientôt les noyaux, en s'accroissant, semblent la repousser et prendre, par leur résistance réciproque, une forme polyédrique. La coupe transversale de la côte d'un veau de 4 centimètres de longueur, fig. 50, montre cet état du cartilage, dans lequel les polygones sont un peu confus. Il est plus évident dans certaines parties dans une sclérotique d'oiseau, par exemple, fig. 51. La substance, qui les noyaux repoussent ainsi, ne serait-elle pas la matière cellulaire primitive, dans les loges de laquelle ils se seraient développés? Cela n'est pas impossible: Car elle est élastique, rétractile par la chaleur et plus molle qu'eux, pusqu'elle s'étend par la compression. On m'objectera peut-être que les loges de la cellulosité sont sphériques, et que les noyaux osseux prennent la forme polyédrique. Je réponds à cela que toutes les fois que des masses molles se solidifient, pendant qu'elles sont comprimées, elles deviennent polyédriques. C'est ainsi que la cellulosité en se séchant, pendant qu'elle est pleine d'air ou graisse quitte sa forme arrondie, comme on le voit dans la fig. 7. C'est pou cela que les cellules des végétaux deviennent aussi polyédriques. Me voilà donc maintenant, conduit à penser que les cartilages commencent par une cellulosité, dans laquelle s'accumule la matière osseuse, d'où elle pénétrerait ensuite dans sa substance même. Un coup d'œil jeté sur l'accroissement du cartilage, me semble encore autoriser cette conclusion. A mesure que l'animal se développe, l'intervalle qui sépare les noyaux cartilagineux s'agrandit, et la substance acquiert une solidité à peu près égale à celle des noyaux. Ceux-ci perdent leur forme polyédrique et s'arrondiraient en sphères, si le cartilage, pendant son accroissement, n'était forcé d'obéir à des forces étrangères. Ils restent alors presque toujours ovoïdes, fig. 49. Le cartilage, après cela, conserve la même structure. C'est une pâte, dans laquelle se trouvent des parties un peu plus opaques, parsemées de groupes de granulations, qui sont les noyaux. Les corpuscules cartilagineux ne sont pas homogènes; ils résultent de la réunion d'autres granulations très-petites et difficiles à distinguer. Il faut recourir à un grossissement d'environ cinq cents diamètres du microscope solaire, pour les apercevoir, comme les montre la fig. 52, qui représente la coupe d'un noyau de cartilage costal de bœuf.

Si j'ai pu, jusqu'à un certain point, suivre la transformation de la cellulosité en cartilage; il n'en est plus de même du changement de celui-ci en os. Dès que le plus petit vestige d'ossification apparaît, l'ordre des phénomènes paraît interverti, sans que rien ne l'annonce. En vain on examine le lieu de jonction des deux substances, avec les plus grands grossissements; on ne peut saisir de transition. J'ai observé, et pas très-souvent, un seul phénomène précurseur de l'ossification: c'est la présence de la graisse dans la substance du cartilage. Je vois de temps en temps, exsuder des pièces, des goutelettes que leur insolubilité dans l'eau; leur viscosité, et surtout leur manière de réfracter la lumière, font reconnaître pour de l'huile. Cette observation prouve, ce me semble, que l'os commence à se creuser, puisqu'il peut contenir de la graisse. L'os est opaque, et, sous de médiocres grossissements, il paraît polygonal, comme le représente la fig. 53: mais, si on soumet des tranches minces à une amplification un peu forte, on voit que les polyèdres, même encore confus, sont creux, fig. 54. Si la tranche est assez mince, leur coupe donne les anneaux *a*, *b*, *c*, qui ne laissent plus de doute; et, comme on obtient le même résultat, dans quelque sens que la coupe soit faite, il est certain que l'os, à son commencement, est creusé de cellules sphériques. Je n'ai pu voir si ces cellules communiquent entre elles, comme cela a lieu plus tard; et je n'ai pu saisi non plus la manière dont cette communication s'établit, quand les o sont plus avancés. Quoiqu'il en soit, la substance osseuse semble formé de petites aiguilles inégales, entrecroisées sans ordre; mais à mesur que l'os s'accroît, les portions intercellulaires deviennent plus grandes les aiguilles perdent leur forme, et deviennent aplaties triangulaires tantôt rhomboïdales, ou plutôt, comme ces formes ne sont pas très-nettes elles ressemblent assez bien aux rides de la cellulosité rétractée. E même temps, on voit qu'elle se remplit de petits noyaux, fig. 55, don les limites sont mal arrêtées et d'où semblent rayonner des aiguilles o lignes.

L'os continuant de s'accroître; les cellules s'allongent et se multi plient. Cette multiplication n'est que la répétition des phènomènes qu je viens de détailler; car la partie interalvéolaire, continuant de croîtr et de se solidifier, des noyaux disparaissent et laissent commencer d nouvelles cellules, qui s'allongent et s'agrandissent comme les pre mières. On peut, sur le même animal, observer ce changement, en exa minant les os du crâne. On y trouve, en effet, des cellules à des degrè croissants de grandeur, fig. 55, dans les espaces qui séparent le grandes.

Lorsque les os sont arrivés à leur développement complet, leur subs tance est toujours pleine de petits noyaux, fig. 56, et elle présent deux sortes d'arrangements, quoiqu'elle ait effectivement partout l même structure. Ces deux formes dépendent toujours du changemen des cellules. Dans la substance compacte, représentée dans cette figure les cellules se sont allongées en canaux, communiquant tous entre eux et formant une sorte de réseau rompu par place, parce qu'il s'est fai en des temps différents, par des séries successives de cellules. Ainsi o voit bien, par exemple, que les canaux *b*, et *c*, ne communiquent poin entre eux dans le plan où ils communiquent avec les autres, puisqu'il sont interrompus par la coupe. Mais la substance appelée celluleuse n'a rien conservé qui puisse, du moins au premier coup d'œil, rap peler la disposition de la matière osseuse primitive. Cependant, e suivant les progrès de l'ossification du crâne, on peut s'assurer que le choses se passent, pour elle, comme pour l'autre. On y voit les cellule s'allonger et grandir, pour former le diploé. En examinant ensuite u os d'homme ou d'animal encore jeune, on peut suivre la transforma tion successive des cellules en canaux et le changement de ceux-ci e alvéoles irréguliers; en observant toujours que les vides, premièremen agrandis, forment un système entrecoupé par un autre système moins avancé. Cela se continuant avec plus ou moins de promptitude, depuis la vie embryonnaire jusqu'à la mort sénile, il s'en suit que, lorsqu'une fois la nutrition languit : en continuant de se solidifier, et, par conséquent de se creuser, sans que de nouvelles matières s'y ajoutent, l'os devient plus léger et plus fragile.

Mais comment se fait-il que ces cellules et ces canaux, successivement formés aux dépens d'une substance sensiblement la même, dans toutes les parties de l'os, s'agrandissent et changent de forme d'une manière si inégale? Comment se creusent les canaux médullaires des os longs? D'où vient la moëlle? cette cellulosité, remplie de graisse se forme-t-elle de toutes pièces dans l'os?

Quelles que soient les forces, qui donnent aux os leur forme primitive, on ne peut nier qu'ils ne soient, pendant leur accroissement, soumis à des forces étrangères aux premières. Les muscles tirent sur eux; et l'on connaît les effets que produisent, sur leur substance, même solidifiée, les forces constantes, comme le battement des anévrysmes, par exemple. L'accroissement des autres organes agissant donc sur eux, ils se trouveront très-inégalement modifiés. C'est encore dans les os du crâne que je choisirai l'exemple, que je crois le plus commode, pour me faire comprendre. Les os de la voûte, composés d'abord d'un feuillet d'épaisseur uniforme, devraient s'accroître uniformément dans tous les sens. Mais ils sont retenus par leurs bords et courbés sur une masse fluide, qui tend à les séparer; c'est-à-dire qui agit suivant les rayons de la tête, de manière à les étendre. Mais retenus en place par leurs bords et leurs enveloppes, ils ne cèdent qu'à leur centre. Leurs cellules doivent donc s'allonger du centre à la circonférence. Telle est en effet la direction générale de leurs cellules et de leurs canaux. On le voit bien dans la figure 55, qui est celle d'un pariétal d'embryon de bœuf, et dans laquelle le milieu du bord *C*, de la pièce, répond à peu près au centre de l'os. On le voit encore mieux dans le crâne des oiseaux. J'ai dit que telle était la direction générale des cellules; parce que, pour présenter ma pensée le plus simplement possible, je n'ai pas fait remarquer que les os du crâne ne sont pas également retenus par leurs bords, qu'il n'y a guère que les pariétaux qui se trouvent dans ce cas, et que les autres, non seulement ne sont pas d'épaisseur uniforme, mais sont liés d'une manière toute différente avec ceux de la base et de la face. L'analyse de ces circontances du problème, m'entraînerait hors de mon sujet.

Cela, dira-t-on, n'explique pas la persistance de la matière solide l'os à sa périphérie, tandis que souvent elle se raréfie à son centre, point que la substance osseuse y est remplacée par la moëlle.

S'il est vrai, comme les expériences des physiologistes me sembl le prouver d'une manière satisfaisante, que le périoste est l'org producteur de la matière solidifiante, cette question ne me pa pas insoluble. La nutrition se faisant dans les os, comme dans autres parties, la manière dont se fait la dispersion de la matière line, expliquerait assez bien, je crois, la formation des canaux méd laires. Le sel, arrivant dans un os long, de la périphérie vers l'a les couches les plus extérieures deviennent bientôt moins perméabl et l'ossification doit décroître de l'axe à la surface. On a déjà rem qué, en effet, que les canaux de la substance compacte, sont plus tits vers cette surface. L'accroissement de l'os, continuant toujours, l'arrivée des sels étant réduite à rien, dans son milieu, la cellulo n'y reçoit pas de matière solidifiante; elle se trouve dans son état dinaire et susceptible par conséquent, de s'emplir de graisse. Il rés terait de là que les cavités médullaires des os devraient être en rai directe de l'épaisseur des couches compactes, qui les entourent. substance compacte des os plats et courts, est, en effet, fort peu épais et la matière saline, les pénétrant assez uniformément, ils n'ont pas cavités. On peut se convaincre que la grandeur de leurs cellules toujours proportionnelle à l'épaisseur de leur couche compacte, non-s lement pour l'os entier, mais encore pour chacune de ses parties. C explique fort bien pourquoi la cavité médullaire des os longs ne s tend pas dans leurs extrémités qui, étant recouvertes d'une mi couche de substance compacte, ont les mêmes cellules et les mên canaux que les os courts. Rien de plus évident aussi dans le crâne oiseaux, qui n'ayant, dans la plupart de ses pièces, qu'une cou compacte en vestige, a ses cellules et ses canaux si réguliers. Le lect qui refléchira à ce qui se passe dans l'ossification du cal, y verra nouvelles preuves de ce que j'avance.

Mais cette explication laisse bien à désirer. Elle semble faire c clure que l'ossification commence par la circonférence des os; e s'en faut de beaucoup qu'il en soit ainsi. Dans les os longs des me bres, elle commence par une tranche très-mince, indiquée par trace linéaire; elle se continue ensuite, de chaque côté de cette lig de sorte que chaque os long n'a qu'un centre d'ossification. Dans c qui n'ont qu'une extrémité articulaire, comme les phalanges, exemple, la ligne d'ossification est autour de cette extrémité. Dans les côtes, elle commence par la tubérosité; dans les os plats, c'est par plusieurs points à la fois. Ainsi on voit apparaître les premières cellules osseuses sur un côté du col de l'omoplate, et sur l'endroit où sa crête s'élève de sa base. L'ossification du crâne suit une marche encore plus difficile, peut être, à expliquer: elle commence par une des deux tables, comme dans le pariétal de la fig. 52; mais lorsque l'animal arrive à un certain point de développement, on en voit apparaître une seconde. Les cellules de celles-ci se forment de la même manière que celles de l'autre, mais elles s'allongent plus vite et croisent les premières à angle à peu près droit. Il y a donc, pour l'ossification, quelque condition dépendante soit de la forme de l'os, ou de sa porosité, soit de la pénétration des liquides par les surfaces articulaires.

Quelque jeunes qu'aient été les embryons, que j'ai soumis aux microscopes, je n'ai jamais trouvé leurs os divisés comme on le dit. L'occipital était toujours d'une seule pièce ; la colonne vertébrale bien complète, ayant toutes ses apophyses transverses et épineuses bien formées. Les anatomistes qui ont dit avoir trouvé le rachis ouvert, l'ont ouvert eux-mêmes, en croyant n'enlever que la peau. Les os du bassin et des membres ont bien la forme qu'ils auront plus tard. Ils ne dessinent pas le membre, parceque leur rapport avec les parties molles ne le permet pas. Les facettes articulaires des côtes, des vertèbres, etc., sont toutes taillées. Il ne manque rien à cette miniature de squelette.

VAISSEAUX.

Voici un chapitre qui va paraître paradoxal, à quelques lecteurs surtout, à qui il pourra peut-être faire fermer ce livre. Quoi! ce ne sont pas des fibres, douées de propriétés vitales, qui produisent, dans les capillaires, ces mouvements du sang indépendants de l'action du cœur! Physiologistes, qui ne faites pas, de la vie, un petit être logé dans le sang, s'occupant à parcourir l'économie pour allonger et raccourcir des fibres, afin de résister aux forces générales de la nature, dont il ne peut se passer: si je parviens à vous prouver que les capillaires, chargés, tant qu'ils ont été invisibles, des mystères de la science, ne peuvent posséder les forces qui modifient le cours du sang, qu'aurez-vous à regretter? N'aurez-vous pas l'avantage de pouvoir les chercher ailleurs, avec plus d'assurance? Ceux d'entre vous qui se sont donné la pein de regarder le sang parcourant les capillaires du mésentère d'un animal, trouveront ce résultat moins surprenant: à quoi serviraient, en effet des fibres contractiles, dans des organes qui ne se contractent pas?

On peut prendre les gros vaisseaux de l'homme, pour en commence l'analyse: mais il est plus commode de se servir d'abord de ceux d bœuf. Si on examine, à l'œil nu, et mieux encore avec une loupe d trois ou quatre centimètres de foyer, quelques coupes transversales e longitudinales de l'aorte de cet animal; les parois de ce vaissea paraîtront composées d'un réseau un peu confus, dont les cordons son liés entre eux par une substance qui en remplit les mailles. Ces mailles allongées suivant la circonférence de l'artère, sont de plus en plus ser rées de la surface extérieure à l'intérieure, de sorte que, près de celle ci, le tube semble composé d'étuis emboîtés. Lorsque l'on soumet ensuit à des grossissements croissants, des tranches minces du même vaissea on voit les mailles du réseau s'élargir en proportions du tiraillemen que les pièces éprouvent, fig. 57 et 58. L'intervalle des cordons de l première figure, a laissé paraître, dans la seconde, du côté *E* de l surface extérieure du vaisseau, de nouveaux cordons aussi liés ent eux par une substance, qui a toute l'apparence de la cellulosité r tractée. Les cordons sont donc décomposés en d'autres cordons pl petits et plus nombreux. Ceux-ci finissent par s'effacer et se déploy en cellulosité, quand on étend assez la pièce, en la tirant en de sens opposés suivant l'épaisseur du vaisseau, à l'aide de deux aiguille Par conséquent, les grosses artères consistent en un tube de matiè celluleuse, dont certaines parties serrées et compactes en forment u tissu très-solide, très-élastique, tout-à-fait semblable à celui de sclérotique. Cette élasticité n'est pas uniformément départie dans totalité du tube. Lorsque le vaisseau est coupé transversalement, p exemple, les couches voisines de la surface intérieure, cessant d'être r tenues, s'étendent en proportion inverse de leur resserrement. Cell de la circonférence, moins serrées ne s'étendent que peu; et la secti du vaisseau s'élargit. Si on en coupe un morceau, il se roule sur la su face extérieure: cela est très-remarquable dans les artères de mouto et peut aider à faire comprendre pourquoi les plaies artérielles sont difficiles à guérir.

La cellulosité, qui entre dans la composition des artères, pren lorsqu'elle est traversée par la lumière, sous le microscope solaire, couleur jaune qu'elle présente dans tous les organes où elle a u certaine compacité. Le lecteur ne regardera sans doute pas comme bien démontré, par ce qui précède, que le tube artériel est celluleux, comme je le dis. Pour s'en assurer, il pourra commencer par soumettre des tranches minces aux grossissements successivement croissants du microscope solaire; et, pour peu qu'il ait déjà vu la cellulosité serrée et compacte des tendons, des ligaments et des aponévroses, il ne lui restera que fort peu de doutes. Enfin, il pourra parvenir à les déployer en partie, et peut-être en totalité. Cette petite opération est très-difficile dans les animaux, même domestiques; elle se fait mieux sur les vaisseaux de l'homme ou du lapin clapier, surtout s'ils sont jeunes. Quelques jours de macération la facilitent beaucoup. On y parvient en cardant les pièces avec une pincée d'aiguilles : leurs bords présentent des lambeaux assez-bien étalés. La cellulosité des veaux ou des agneaux présente souvent des petits vaisseaux, déployés par l'insufflation. On ne peut regarder cette observation comme convaincante, que quand on trouve une portion de vaisseau déployée, comprise entre deux autres qui ne le sont pas; parce que, lorsque ces tuyaux arrivent à un certain degré de petitesse, ils changent de structure. J'ai calqué, sous le prisme du microscepe solaire, un vaisseau, compris dans une lame de cellulosité de veau, fig. 60: en *b*, le vaisseau était intact; en *d*, on le retrouvait complet. On voit de *b* en *m*, les cellules qui sont restées entières, quoique le vaisseau, réduit à sa membrane intérieure, ait commencé à s'ouvrir en *c*, on voit encore de *c* en *d*, en partant de *c*, des restes de cellules, puis des cellules qui dérobent la fin du canal, seulement visible par le sang que représente le pointillé. De *g* en *h*, est un autre vaisseau, presqu'entièrement détruit, qui présente le reste d'un rameau en *n*.

Ce développement des petits vaisseaux a sans doute lieu dans les abcès et les plaies, par l'accumulation des matériaux du pus dans les cellules de leurs parois. Il se fait aussi dans les cancers, et d'une manière assez curieuse pour que je résume, ici, ce que mes observations, sur cette maladie, m'ont appris d'applicable à mon sujet. Je compte que l'on me pardonnera cette digression; parce qu'outre l'intéret qu'elle peut offrir, elle donnera encore de nouvelles preuves à ce que j'ai dit du développement de la cellulosité des autres organes.

Cancers. — Les cancers résultent de l'accumulation de corpuscules solides, dans les loges de la cellulosité, ou dans les vésicules et les canaux élémentaires des glandes. J'ai trouvé, dans les cellules et les vésicules de la mamelle squirrheuse, des corpuscules légèrement nuancés de gris, transparents; de forme polyédrique plus ou moins irrégulière; quelquefois presque sphériques. Ils avaient, sous le microscope, l'aspect et la consistance que le cristallin offre à l'œil nu. Dans les cancers plus avancés de presque tous les organes, j'ai vu les corpuscules devenir succesivement plus durs et revêtir des formes très-différentes: ici, presqu'en poire, avec une sorte d'ombilic; là représentant des tétraèdres à-peu-près réguliers, mais à angles usés, comme ces petits calculs que l'on rencontre quelquefois dans la vésicule biliaire. Ailleurs, ces tétraèdres sont composés de triangles sphériques; d'autres fois les corpuscules n'ont pas de forme déterminable. J'ai trouvé, sous la surface extérieure du col d'une matrice entièrement cancereuse, un morceau de cette matière, ayant la forme d'une lentille plane convexe, de 5 millimètres de diamètre. Il était plus dur que la corne; parfaitement transparent: il a pu me servir de microscope. Dans le foie d'un autre sujet, j'ai vu les vésicules, remplies d'une poudre gris-jaunâtre, dont les particules étaient tout-à-fait informes.

Quelles que soient, au reste, la consistance et la forme de la matière cancereuse, elle dilate les vésicules ou les canaux glandulaires, et distend les loges de la cellulosité: par conséquent elle développe les organes cellulaires. Rien de plus facile à suivre dans certains cancers ulcérés de la mamelle. Ils sont métamorphosés en une masse homogène, dans laquelle l'œil seul ne peut établir aucune distinction de parties. La cellulosité, qui environne les canaux sécréteurs et les vaisseaux, est déployée par la réplétion de ses loges. Pendant ce développement, l'absorption et l'exhaltation vasculaires ont été modifiées; le vaisseau a fini par être comprimé; le mouvement du sang s'est arrêté dans son intérieur; ce liquide s'est décomposé. Dans ceux qui parcourent les bords du cancer, il est remplacé par un fluide incolore, dans lequel nage une poudre noire à grains irréguliers. Ceux qui se rapprochent de l'ulcération, ne contiennent que cette poudre noire à peine humectée. C'est elle qui exsude à travers leurs parois; et va donner la teinte grise des cancers, dans les parties que cette maladie envahit. Lorsque les vaisseaux sont un peu gros, le développement de leurs parois les affaiblit, et l'ondée de sang les rompt. Telle est la source de la plupart des hémorrhagies, qui accompagnent cette maladie.

La peau se développe de la même manière: l'appareil sécréteur de cette membrane et l'épiderme recouvrent seuls le cancer. Les glandes sébacées se remplissent de matière cancéreuse, de même que les cônes papillaires. Alors la tumeur est souvent d'un gris noir. L'ulcération laisse sortir une sérosité, qui entraîne les corpuscules cancéreux; la poudre noire des vaisseaux; des débris de cellules rompues et, suivant les cas, des globules de pus. C'est ce mélange qui constitue l'ichor.

La cellulosité des parois des vaisseaux n'a pas, dans tous, la même compacité : ceux du placenta et peut-être plutôt encore ceux du cerveau, sont les moins fermes, tandis que, dans la rate, et dans la matrice, ils ont un renfort cellulaire qui leur donne l'aspect de tendons. Dans les parties érectiles de la verge, les vaisseaux ont une composition et une disposition uniques dans l'économie animale. Ils sont repliés sur eux-mêmes en anses parrallèles et serrés les uns contre les autres. Leurs divisions forment des paquets, dont les replis sont généralement encore dirigés suivant les rayons de la verge; de sorte que, quand l'afflux du sang vient à les distendre, ils tendent à se déplier, et par conséquent, à allonger l'organe. Examinés à la loupe, dans l'homme et les grands animaux, comme le taureau, le bélier, etc, ces vaisseaux paraissent couverts d'anneaux opaques, fig. 59, alternant avec d'autres anneaux presque transparents. Si on coupe, avec soin, des tranches minces du corps caverneux, et qu'on les soumette aux grossissements croissants du microscope solaire : on verra que les anneaux blancs sont formés par une matière plus compacte, mais la même que celle des anneaux transparents : et, comme la lumière, en traversant ces pièces, leur donne une couleur jaune brune, qui caractérise la cellulosité serrée, on reconnaîtra que cette disposition, destinée à leur donner une grande élasticité, est due à l'arrangement de la cellulosité de leurs parois, qui est de plus plissée suivant leur longueur. Aussi, sont-ils toujours vides de sang, hors du temps de l'érection : leur force élastique se trouve, ainsi, suffisante pour résister à l'impulsion que le cœur donne au sang, dans tout le système circulatoire. Cependant, on peut assez-bien déployer leur cellulosité, en les coupant en pièces très-minces. Leurs anneaux disparaissent d'abord ; puis leur plissure longitudinale, et ils ne tardent pas à prendre l'aspect de la matière cellulaire de la figure 2. L'enveloppe appelée fibreuse de la verge E-E, fig. 59, est composée d'une cellulosité compacte et serrée, qui a le même arrangement que les parois des vaisseaux. Une loupe, de trois ou quatre centimètres de foyer, suffit pour le bien voir, sur une coupe du pénis d'un bélier. La gelée donne le moyen d'avoir cette coupe bien nette. On voit, en même temps, que le renfort cellulaire des vaisseaux est continu, comme ici en *a*, *a*, avec l'enveloppe, qui s'allonge, par conséquent, en proportion de leur développement.

La difficulté, que l'on éprouve à déployer les parois des vaisseaux, conduit à supposer que quelque chose différencie leur contexture de celle du derme humain. Pour trouver la cause de cette différence, il faut exposer, à un grossissement de quatre à cinq cents diamètres du microscope solaire, des tranches très-minces coupées sur un gros vaisseau gelé. On voit que chacun des cordons du réseau, formé par la coupe, renferme un faisceau de fibres un peu ondulé, fig. 61, et que les intervalles de ces faisceaux sont remplis par un réseau extrêmement fin des mêmes fibres, qui s'en détachent. Ces fibres sont exactement semblables à celles des muscles des intestins; par conséquent les artères, d'un certain calibre, ont leurs parois renforcées par une cellulosité compacte, dans laquelle existent des fibres musculaires; c'est-à-dire que ces parois sont de véritables muscles. Mais cette espèce de muscles diffèrent de tous les autres, en ce que leur cellulosité a un arrangement que l'on ne retrouve dans aucun organe contractile. Cette disposition semble devoir donner à leur élasticité, toute l'étendue possible; tandis que leur contractilité ne paraîtrait qu'une force surajoutée.

Lorsque l'on coupe, avec des ciseaux, de petits lambeaux à des vaisseaux d'un millimètre ou deux de diamètre, la compression des lames commence à en détacher une membrane qui tapisse leur intérieur. La compression des plaques du porte-objet achève de l'en séparer, si le vaisseau vient d'un sujet jeune et mou. Dans le cas où cela n'aurait pas lieu, la pointe des aiguilles isolera cette membrane, qui est mince, transparente, homogène et qui, lorsqu'elle est libre, prend la plissure de celle des éléments sécréteurs, fig. 40. Il est souvent très-difficile de la détacher des gros vaisseaux artériels: on y parvient un peu plus facilement sur les grosses veines. C'est dans les vaisseaux de l'homme ou du lapin domestique, que l'on sépare les plus beaux morceaux: on les obtient en raclant leur surface, pendant qu'il sont frais, ou, un peu mieux encore, après quelques jours de macération dans l'eau salée. Cette membrane se trouve, par ces moyens, depuis la crosse de l'aorte, jusqu'aux derniers rameaux vasculaires que l'on peut manier.

Je n'ai parlé, jusqu'ici, que des artères: cependant cette structure ne leur est pas exclusive. Elle est la même pour les veines, qui n'en diffèrent que par une moindre compacité, et du tissu musculaire moins abondant.

Les parois des lymphatiques sont bien moins compactes encore: la cellulosité qui les compose est si lâche, qu'elle se déploie d'elle-même, quand ses vaisseaux se vident. Aussi disparaissent-ils si facilement, qu'on en rencontre bien rarement, dans les études d'anatomie fine. C'est pour cele même, aussi, qu'ils sont si souvent vides; puisqu'ils deviennent alors plus perméables. J'ai eu, une fois, l'occasion de voir couler la lymphe dans un chilifère de rat, encore à la mamelle; et, par conséquent de suivre de l'œil le développement des parois de ce vaisseau. J'y voyais très-bien une colonne liquide roulant une quantité innombrable de globulès de couleur jaune sale très-claire; ils égalaient, à peine, la dixième partie du volume de ceux du sang, et étaient, relativement à la masse liquide, en quantité bien plus considérable que ceux-ci ne le sont par rapport au sérum. Ces globules n'étaient pas poussés tous à la fois, comme ceux du sang, par une force instantanée: ils étaient entraînés, par ondées, tantôt au centre, tantôt sur les côtés du tube. Ces ondées étaient très-courtes, s'éteignaient l'une après l'autre, et toute la colonne s'avançait d'un mouvement assez uniforme, auquel chacune d'elles venait ainsi concourir. Le mouvement total était beaucoup plus lent que celui du sang dans les veines. Je ne lui ai trouvé aucun rapport avec celui de la circulation sanguine. Quoique l'animal s'éteignit lentement, sa respiration diminua beaucoup de vitesse : le mouvement du sang se ralentit et devint plus uniforme. Celui du tube lymphatique resta d'abord le même, toujours par ondées saccadées; mais ces ondées diminuèrent de volume, et, peu à peu, de vitesse. Elles commencèrent, alors, à éprouver quelques oscillations d'avant en arrière et réciproquement. Le vaisseau diminua de grosseur, se vida, devint sinueux, sans s'étrangler, sans rien offrir qui pût faire soupçonner des valvules. Enfin, la colonne fluide se réduisit à un mince filet, dans lequel les globules étaient de plus en plus visibles: mais les parois du vaisseau disparaissaient dans la même proportion. Au commencement de l'expérience, elles formaient une ligne celluleuse un peu serrée : lorsque le calibre du vaisseau fut réduit, à peu près, au dixième de sa grandeur primitive, le liquide parut couler dans un canal pratiqué aux dépens de la cellulosité mésentérique elle-même. Les mouvements très-légers, que les derniers efforts de la respiration communiquaient au mésentère, paraissaient précipiter un peu les ondées: c'est la seule cause du mouvement, que j'ai pu saisir. Enfin, le liquide coulait encore assez vivement, plusieurs minutes après la cessation accomplie de la circulation du sang. Ce filet fluide finit aussi par disparaitre complétement.

Les parois des vaisseaux arrivés à un certain degré de petitesse, n'ont plus la couche musculaire, que je viens d'analyser. Elles se réduisent à la membrane mince, transparente et homogène, que j'ai indiquée tout à l'heure. La ténuité de cette membrane la dérobe à l'œil armé des meilleurs microscopes, lorsqu'il veut les poursuivre dans l'intérieur des organes. C'est pour cela, sans doute, que les physiologistes, qui ont étudié la circulation du sang sur les animaux, ont cru que ce fluide parcourait des conduits dépourvus de parois, et creusés dans la substance même des parties. On trouve les vaisseaux, ainsi réduits à cette membrane, par plusieurs moyens. On y parvient, en lavant, sur le porte-objet, avec un pinceau à miniature, des morceaux de substance grise, prise dans toutes les parties de l'encéphale. Ils se détachent encore d'eux-mêmes, par la compression des plaques, de morceaux de muscles, de glandes, de cellulosité simple ou de peau humaine, trempés dans l'huile, pendant quelques jours. On en rencontre, dans le courant des recherches, de beaux lascis séparés sans préparation. Tantôt ils sont vides, tantôt ils sont remplis de sang. Quand ils sont vides, ils sont distendus par un liquide, sans couleur : c'est lorsque l'extravasation cadavérique a eu le temps de se faire, et que, pendant qu'elle s'exécutait, les vaisseaux ont absorbé les liquides qui les environnaient. Mais lorsque les pièces sont fraîches, le sang reste tout entier dans les vaisseaux dans lesquels les globules sont rangés, comme dans la figure 62. Bientôt, le sérum s'exhale ; et, le vaisseau, conservant les globules, prend l'aspect sous lequel il est représenté dans la figure 63. C'est dans le cerveau qu'on les voit, le plus souvent, rétractés ainsi sur l'élément globuleux du sang. Dans beaucoup de cas, j'ai vu les vaisseaux remplis d'un fluide teint en beau rouge sanguin, qui ne contenait plus de globules.

J'ai rencontré assez souvent des capillaires lymphatiques, réduits à leur membrane propre, et distendus par un liquide diversement coloré ; blanc dans la peau ; rouge dans le rein, c'est-à-dire, ayant la couleur des particules qu'ils avaient absorbées. Ils ne sont nullement plissés ; tous ont des valvules, ou, du moins des lignes qui les indiquent ; ils ont un calibre uniforme dans chaque division, et leurs rameaux sont plus écartés les uns des autres, que ceux des vaisseaux sanguins. Le diamètre des plus petits est aussi bien moindre que celui des vaisseaux qui ne laissent passer qu'un globule de sang à la fois. J'en ai mesuré qui avaient un cinq-centième de millimètre de diamètre, sous le microscope solaire.

Ganglions lymphatiques. — La structure des ganglions lymphatiques est très-simple ; elle a été devinée par les anatomistes avant que les microscopes aient pu la faire connaître. C'est dans les ganglions du bœuf, qu'il est le plus commode de la rechercher. La gelée donne le moyen de les couper en tranches, qui doivent être aussi épaisses que le microscope solaire permet de les employer, afin d'en conserver les vaisseaux. Cet instrument les montre composées d'une cellulosité, dans laquelle les vaisseaux lymphatiques viennent se diviser en réseaux très-fins, dont les mailles sont carrées. Cette cellulosité, serrée à la périphérie du ganglion, devient de plus en plus lâche jusqu'au centre ; ses loges contiennent des corpuscules polyèdriques, plus gros que les globules du sang et de couleur brune. Les cellules du milieu du ganglion, plus ouvertes, contiennent un plus grand nombre de corpuscules que les autres : c'est pour cela que les ganglions un peu gros sont, au centre, d'une couleur brune qui diminue jusqu'à leur surface.

Lorsque les vaisseaux deviennent apparents dans l'embryon et ses dépendances, ils n'ont pas d'étui musculaire. Ils ne le prennent, même, qu'assez tard. Comme rien ne soutient alors, la membrane délicate, qui les forme, ils ont, partout, l'aspect que représente la fig. 11.

Les physiologistes, depuis la découverte de la circulation, pensant trouver, dans le sang, le secret de la vie, ont cherché à préciser le moment de l'apparition des vaisseaux. Dans les commencements de l'existence, on ne peut reconnaître ces canaux qu'au sang qu'ils contiennent. L'observateur qui compte sur ce moyen, peut être conduit à l'erreur par plusieurs causes. Il suppose d'abord que les vaisseaux commencent par être assez larges, pour laisser passer un globule, et, qu'aussitôt qu'ils ont atteint ce diamètre, le sang est tout prêt d'avance, dans quelque réservoir, pour venir les remplir. Mais, si ce liquide se compose dans les vaisseaux eux-mêmes, comme je vais en donner quelques preuves ?..... Il faut encore qu'il suppose avoir divisé les organes, sans vider les canaux qui les parcourent. Il est, aussi, indispensable qu'il soit certain que ses instruments lui ont permis de tout voir. Il s'en faut de beaucoup qu'il en soit ainsi. Dans le rein de l'embryon, par exemple, on trouve des cercles membraneux qui, examinés sous le microscope dioptrique, ne paraissent qu'une tache brune, dans laquelle on n'aperçoit pas même une apparence d'arborisation vasculaire : soumettez-les à un grossissement quatre à cinq cents diamètres du microscope solaire, non-seulement vous distinguerez bien le réseau, que les vaisseaux y tracent ; mais vous verrez les globules qu'ils contiennent.

Jusqu'ici, personne, que je sache, n'a tenu compte de ces difficultés : et, si j'avais été tenté de perdre mon temps à chercher le moyen de les vaincre, j'en aurais bientôt été détourné par une observation que j'ai bien des fois répétée. Quand un embryon reste quelque temps hors de la matrice, son sang s'extravase très-vite ; il ne tarde pas à traverser tous ses organes, avec les liquides qui le baignent, dans le vase où il a été déposé. Si on laisse l'œuf intact, dans l'utérus séparé du corps de la mère pendant quelques jours, des capillaires innombrables, invisibles dans l'embryon frais, se remplissent d'un sang écarlate : on le trouve parfaitement injecté. D'où vient ce sang, dont les globules diffèrent de ceux du sang maternel, dans les animaux ? Les vaisseaux l'ont probablement composé aux dépens du liquide de l'amnios, dans lequel, l'extravasation de celui de l'utérus en a peut-être déposé les matériaux.

TESTICULE.

Si la structure d'une glande pouvait autoriser à penser que le mystère des sécrétions est dans l'abouchement des extrêmités des canaux sécréteurs avec les dernières divisions des vaisseaux sanguins, ce devait être celle du testicule. Les anatomistes n'ont pas eu besoin du secours du microscope, pour trouver qu'il est composé de tubes : ôtant donc, par la pensée, tout ce qui est canal, dans cet organe, que reste-t-il? un peu de cellulosité et une enveloppe serrée ; toutes parties, plutôt destinées à soutenir les éléments sécréteurs, qu'à remplir un rôle dans la sécrétion. Mais on ignorait l'arrangement de tubes séminifères, et personne n'avait vu leur communication avec les artères. L'analogie me faisait penser qu'elle ne peut exister : cependant, je ne savais par où commencer cette recherche. Le peu de succès des injections me la faisait reculer indéfiniment, lorsque le hasard me fit trouver le moyen que j'ai indiqué, d'étudier l'embryon ; je saisis l'occasion d'examiner le testicule encore tout simple.

J'ai calqué, sur l'image du microscope solaire, dans la fig. 64, le trait du testicule d'un embryon de mouton, encore en glaire. La masse de l'organe est alors, une cellulosité homogène, dans laquelle, il n'y a aucune trace de cloisons. On reconnaît, pourtant, que l'enveloppe existe, à ce qu'elle maintient la forme de l'organe et qu'elle est un peu plus opaque que le reste. Le canal déférent se montre derrière la vessie, et vient, dans cette masse, se diviser en plusieurs branches, qui se subdivisent, à leur tour, en plusieurs rameaux, dont les terminaisons sont abouchées entre elles. Ces tuyaux sont formés, comme ceux du rein, et comme les autres canaux sécréteurs, par une membrane mince, transparente, plissée, homogène, fig. 40, qui augmente d'épaisseur à mesure que les tubes sont plus gros. Dans les fœtus, successivement plus développés, on voit les ramifications plus nombreuses, fig. 65, s'allonger et se replier de plus en plus. Elles repoussent, alors, la cellulosité, qui les environne, de manière que chaque paquet de tubes forme un lobule, en s'enveloppant d'une sorte de loge. Or, comme l'enveloppe de la glande ne s'agrandit pas en proportion de l'accroissement des tubes, ceux-ci se roulent et se replient. Le canal déférent, lui-même, se plie en spirale, et, sa solidité, augmentant avec l'âge, il devient un ressort qui pousse le testicule obliquement de bas en haut et d'arrière en avant. Mais, les viscères plient cette spirale flexible, et dirigent sa force de ressort dans le sens de l'action de la cellulosité abdominale, qui tire cette glande vers le scrotum.

J'ai dit que l'on voyait le canal déférent se montrer derrière la vessie. Il se rend, en effet, dans la base de la verge, et non, comme je l'ai vu quelque part, dans le rectum.

REIN.

Le rein est l'organe dont j'ai eu le plus de peine à démêler la structure. Il est composé de tubes d'une très-grande délicatesse; et ces tubes, contournés en anse ondulées dans une portion de la glande, sont droits dans une autre. Je ne pouvais imaginer un moyen de trouver leur commencement ni leur fin. Je désespérais de savoir jamais quels pouvaient être leurs rapports avec les vaisseaux. C'est encore l'étude de l'embryon qui m'a aplani ces difficultés. Les éléments du rein, beaucoup plus simples et moins nombreux, dans le commencement de la vie, ont alors, entre eux et avec les autres parties, des rapports moins multipliés et plus faciles à poursuivre.

Les reins des grands animaux sont les plus commodes pour l'étude des éléments de cette glande; mais ceux des petits sont préférables pour la recherche de l'arrangement de ses parties élémentaires. Ceux du mouton ou de l'homme jouissent d'une certaine fermeté, qui permet les diviser en tranches assez minces avec de bons instruments. Ma comme on change presque toujours, par le tranchant, la forme et relation des éléments, il vaut mieux recourir à la gelée. Cepend la cuisson dans l'eau salée ou le suif seulement chauffé au-dessous l'ébullition peut la remplacer assez bien pour que l'on puisse, sa elle, répéter la plus grande partie de mes expériences.

La fig. 66 représente une coupe faite dans un rein de bœuf, de mani que son plan passe par l'axe du mamelon et suivant la largeur du lol Ce rein n'a souffert aucune préparation; la tranche, dont l'épaisseur pas besoin d'être déterminée, a été coupée avec un scalpel bien affi ses deux faces étaient assez parallèles pour que le plan de la cou restât bien horizontal sur le porte-objet. Elle est couverte d'eau salé qui en avive les couleurs. On peut suivre à l'œil nu, sur cette piè tout ce que je vais indiquer; mais il vaut mieux le faire avec une lou de deux ou trois centimètres de foyer. Le côté *m* du mamelon est s lonné de traces rouges écarlates, dont on suit quelques unes jusqu'a près de la surface : les bandes plus foncées, *b-b*, indiquent le trajet autres dans la portion corticale. Celle-ci est de plus semée de pet cercles veinés d'écarlate, et tout le reste de la tranche semble couv d'un duvet gris-rosé, dont les filaments sont couchés en long dans mamelon et feutrés, ou plutôt enroulés les uns dans les autres sur reste de la surface.

La figure 67 commence à expliquer toutes ces apparences: la piè est coupée dans la même direction que l'autre; mais elle est ass mince pour être éclairée par-dessous. Elle a environ un demi-mil mètre d'épaisseur; elle a été taillée sur un morceau de rein gelé. manière dont elle est éclairée, change l'aspect de ses parti Les bandes écarlates, qui sont rendues par des traits foncés, dans figure 66, sont devenues, dans celle-ci, plus claires que leurs interval mêmes; et les filaments de la portion corticale sont aussi plus color Cela fait voir que ces bandes sont des sillons, puisque la moinc épaisseur de la partie qu'elles parcourent, permet le passage d'u plus grande lumière. Les cercles sont plus évidemment veinés et p raissent quelquefois frangés sur leurs bords. Le velouté est composé filaments cylindriques, finement chagrinés, qui sont dirigés, dans mamelon, du bout vers la base; tandis qu'ils sont disposés par faiscea ondulés et entrelacés, dans la portion corticale.

Une tranche très-mince de la même pièce gelée ou durcie par

cuisson, soumise à des grossissements beaucoup plus grands, fera connaître la nature de ces filaments, qui forment la presque totalité de la glande. Elle montrera que ce sont des tubes, fig. 68, dont la surface est couverte de lignes confuses, et d'une grande quantité de globules irréguliers et très-petits. S'il pouvait rester quelque doute sur leur forme tubuleuse, on couperait, perpendiculairement à l'axe du mamelon, une autre tranche fort mince, sur laquelle plusieurs tubes présenteront nécessairement leur ouverture, fig. 69 ; et on pourra même, si elle est bien mince, rencontrer, sur les bords, des anneaux comme ceux qui sont figurés en *a, a*. Ces tubes sont arrangés dans le mamelon, comme l'indiquaient les études précédentes ; c'est-à-dire, dirigés du sommet à la base. Dans le reste de l'organe, ils forment des faisceaux, dans lesquels ils se replient et s'entremêlent d'une manière inextricable, dont les figures 70, et 71, peuvent donner l'idée. Chacune de ces figures comprend à peu près deux faisceaux, dans l'un desquels, les tubes sont assez droits; tandis qu'ils sont repliés et mêlés dans l'autre. Il semble que la substance corticale est formée de faisceaux qui s'entrecroisent, de sorte que, dans la coupe, fig. 67, l'un est coupé longitudinalement et l'autre transversalement, comme le sont les fils d'une étoffe, sur la coupe de son épaisseur. Arrivés sous l'enveloppe propre de la glande, ces faisceaux s'y replient, fig. 70, et tracent ces anses ondulées vues par tous les anatomistes, qui les ont comparées à de petites circonvolutions cérébrales.

Dans l'homme et dans les animaux que j'ai disséqués, j'ai trouvé les tubes de la substance mamelonnée d'un diamètre beaucoup plus petit que celui des autres.

De médiocres grossissements ont suffi, jusqu'ici, pour constater la forme et la disposition générale des éléments du rein: mais, pour en déterminer la structure, il faut recourir à toute la puissance des microscopes. Il est indispensable de les isoler d'abord : on y parvient très-aisément en enlevant, avec la pointe d'une lancette, ou en coupant, avec des ciseaux fins, des petits morceaux de rein frais ou trempés pendant quelques jours dans l'eau salée, que l'on carde ensuite sur le porte-objet, avec une pincée d'aiguilles. On réussit encore bien, et même peut-être mieux, en déchirant le rein, préalablement entamé avec le scalpel, et en grattant une des faces de la déchirure. On délaie dans l'eau salée, la bouillie enlevée par l'instrument, et on la soumet à un grossissement un peu fort. Le liquide charrie une innombrable quantité de globules et de bouts de tubes, que l'on rencontre sous tous les aspects que leur examen peut exiger. Quelques-uns, a le microscope dioptrique surtout, semblent couverts de filamen fig. 72, contournés sur eux-mêmes et entremêlés : d'autres paraîtr formés de fibres presque parallèles, fig. 73. Mais la presque totalité ces tuyaux offre l'aspect de celui de la fig. 74; c'est-à-dire, leur surface est couverte de polygones dont l'aire est plus opaque le contour. On voit, avec un peu d'attention, que cette aire est sorte de godet formé par un renfoncement, qui devient circula quand la membrane est étendue, et qui contient un corpuscule reil à ceux dont le liquide est rempli. Il y a aussi des lanières de tubes dépouillées de toute substance étrangère, d'une transparer parfaite, et plissées comme les tubes entiers. On ne peut plus, ap avoir bien suivi ces expériences, douter que les tubes du rein ne soi formés d'une lame mince, transparente qui se rétracte par suite son élasticité. Cette rétraction uniforme est la cause de la forme po gonale de ses plis, à laquelle concourent sans doute les corpuscu ronds, qui se trouvent dans l'intervalle des tuyaux pressés ainsi uns contre les autres. Ces corpuscules se décomposent en globules, d la régularité suffit pour faire croire qu'ils ne sont pas le produit d'u coagulation. Il est beaucoup plus probable qu'ils existent penda la vie, mais que la coagulation du liquide, qui les contient, les ré nit en grumaux, dans cette espèce d'alvéole, dans lequel ils se moule après la mort.

On a vu, dans l'examen des pièces dessinées fig. 66 et 67, que faisceaux de tubes laissent, entre eux, des espaces vides, que leur col ration rouge fait suivre dans toute la substance de la glande. J'ignore pendant la vie, cette couleur rouge est celle de ces parties: mais je su très-certain, qu'après la mort, l'extravasation de la matière colorar du sang en augmente l'intensité. En effet, elle varie suivant la situati dans laquelle on abandonne le morceau. Les parties situées au de sous des autres sont les plus colorées, et cette extravasation est pl prompte chez les jeunes animaux. Il est, par ces raisons, très-avantageu pour rechercher la forme et la direction de ces canaux, d'employer l reins d'un fœtus de mouton arrivé près du terme : on fait ressortir l'é carlate qui les teint, en le laissant quelques heures dans l'eau salé Sur une tranche, assez mince pour être éclairée par dessous, on peut l'aide de médiocres grossissements les suivre jusqu'à l'enveloppe de l glande : ils ont sensiblement le même diamètre dans tout ce trajet; i ne communiquent entre eux, par aucune ramification. Ils sont formé d'une membrane très-mince, plissée, absolument pareille à celle des autres tubes. Pour le voir, il faut couper des tranches encore plus minces, suivant l'axe du mamelon, et les exposer à un grossissement de deux ou trois cents diamètres. On leur trouve des plis plus gros que ceux des autres, mais leur membrane est aussi mince et aussi molle. Ils sont sensiblement parallèles aux tubes du mamelon, puisque leurs sections, fig, 75, sont dans la même plan. Cette figure fait voir qu'ils sont très-nombreux, et que leurs diamètres ne diffèrent pas beaucoup entre eux. Le rein se compose donc de trois sortes de tubes: ceux de la substance corticale, d'un calibre sensiblement uniforme; tandis que ceux de la partie mamelonnée, sont inégaux comme le prouve cette figure, calquée sur l'image du microscope; enfin ceux que l'on a appelés urinifères qui sont beaucoup plus gros que les autres.

Corpuscules de Malpighi. — Les cercles veinés des fig. 66 et 67, dispersés dans la substance corticale, sont les sections de petites sphères que l'on a nommées, je crois, corpuscules de Malpighi. Examinés sur une pièce fraîche, avec un grossissement d'une cinquantaine de diamètres et éclairés par dessus, ils ont, ai-je dit, l'air d'être frangés. Lorsqu'on soumet une tranche mince à de forts grossissements, on trouve que quelques cercles sont entourés d'une colerette très-mince, *d-d*, fig. 76; et qu'ils contiennent des circonvolutions de tubes, reconnaissables à leur plissure. On pourrait supposer qu'elles sont vues à travers une masse transparente et homogène, à la surface de laquelle ils sont attachés. Mais je ferai remarquer d'abord que les lignes, qui tracent ces circonvolutions, n'étant pas visibles en deçà ni en delà du foyer de lentilles très-fortes, on peut acquérir la certitude qu'elles sont dans le plan du cercle; qu'ensuite, quelque minces que soient les tranches, on ne peut obtenir un seul cercle privé de tubes; et que les anses, renfermées dans sa circonférence, fig. 77, ne font pas suite à celles qui l'environnent. La collerette de la fig. 76 ne peut être qu'une portion d'une membrane, qui envelopperait un paquet d'anses de tubes. Dans cette même figure, toutes les sections en sont dirigées d'un seul côté, par conséquent les tubes sont entrés dans une vésicule par une seule ouverture. Pour en être sûr, il faut trouver une capsule isolée, dans laquelle on aperçoive cette introduction, dégagée de tout ce qui serait capable de produire quelqu'illusion. On n'y parvient pas souvent, cependant je l'ai vue quelquefois fort bien. J'ai dessiné, fig. 78, une vésicule portant à un de ses côtés, un bouquet de tubes *ff*, dont les anses se continuent dans son intérieur. Il est donc certain que les corpuscules de Malpighi consistent en quelques anses tubuleuses, enferm dans une membrane mince. Il est possible encore, en les isolant, d acquérir une nouvelle preuve, et de découvrir la nature de cette me brane. Pour séparer un ces corpuscules de la substance de la glande faut racler, comme je l'ai indiqué plus haut, la surface d'une déchiru sur un rein frais. Par ce procédé, on isole fort peu de sphères entièr elles sont, presque toutes détruites. Le champ de l'instrument, au lieu des innombrables débris qui le couvrent, est semé de membra circulaires, fig. 79, plissées, froncées vers le centre, fig. 80, et parc rues par des vaisseaux, formant des anses autour de leur circonféren et arrivant par leur centre. L'intégrité de ces membranes; la consta de leur forme et de leur disposition; la conversation de leurs vaissea prouvent qu'elles n'ont point été déchirées, et qu'elles ne pouvai avoir une forme sphérique, qu'en enveloppant quelques anses de tub

Les corpuscules de Malpighi n'ont pas, relativement aux tubes rein, la même grosseur, dans toutes les espèces d'animaux : ain dans celui du lapin, fig. 70-71, dans celui du chat, fig. 81, leur d mètre est au plus trois fois celui du tube; tandis que, dans le bœuf, corpuscule a jusqu'à six ou huit fois ce diamètre.

Lorsqu'on jette un coup d'œil sur les figures 67-70-71, et qu'on rappelle qu'elles représentent de si petites portions de rein; on se mande si on aura le courage de chercher à démêler cet entrelacem de tuyaux innombrables. Comment savoir si les vaisseaux sanguins ou n'ont pas de communication avec eux? Aussi je n'ose pas comp le temps que m'ont coûté ces recherches, auxquelles il manque enc quelque chose. J'aurais dû, par exemple, dessiner le rein de l'embry dans ses premiers commencements. Ceux qui me suivront sur la natu s'apercevront peu de cette lacune : je dirai, pour m'excuser près des a tres, que je ne puis toujours me procurer les pièces dont j'ai besoin, que les obligations de ma profession ne me permettent pas, non plu d'en profiter comme il le faudrait. C'est pour les mêmes raisons que j dessiné la figure 76 sur un morceau cuit, bien moins convenable qu'u tranche gelée, et que j'ai abrégé, tant qu'il m'a été possible, ce tr long travail, auquel je ne puis consacrer toute ma vie. Les vaissea du rein s'introduisent dans son intérieur, à l'endroit où la substan corticale s'unit à la mamelonnée. On peut, à l'aide des injections fine suivre, sous le microscope, les anses, qu'ils forment, jusque da leurs capillaires. On peut encore les voir en soumettant, aux instr ments grossissants, des tranches de reins de souris asphyxiées depu peu de temps. Le sang n'a pas eu encore le temps de s'extravaser ; et la petitesse de cette glande permet d'en soumettre des pièces assez grandes, au microscope solaire, dont le champ large est très-commode pour ce genre de recherche. Mais il n'est pas encore possible de s'assurer absolument, par ces moyens, que les vaisseaux sanguins n'ont aucune communication avec les autres éléments de l'organe sécréteur de l'urine. La simplicité des parties élémentaires du rein, dans le commencement de l'existence des animaux, donne le moyen de résoudre ces questions, d'une manière que je crois satisfaisante. On commence, pour y parvenir, par soumettre au microscope, une tranche coupée dans le milieu de l'organe, suivant sa longueur. Elle présente un grand nombre de gros tubes *g*, fig. 82, qui partent, en rayonnant, du centre de sa concavité. Chacun d'eux se divise en quelques branches, qui vont s'insérer, à angle droit, comme par exemple en *a*, *a*, sur les anses d'un gros paquet de tubes d'un calibre uniforme, qui forment la plus grande partie de la glande. Pour trouver l'arrangement de ces tubes, il faut que l'embryon soit très-jeune. Dans un agneau ou un veau de quelques millimètres, les circonvolutions sont très-peu nombreuses : pour les trouver, et surtout les trouver toutes, il ne faut pas chercher à diviser le rein : il ne faut pas même tenter de l'isoler. On comprime l'animal entier entre les plaques du porte-objet, jusqu'à l'épaisseur d'une carte à jouer. Cette compression écarte les anses tubuleuses les unes des autres : en les suivant, alors, avec attention, on parvient, sans trop de peine, à reconnaître qu'elles sont toutes continues, et qu'alors la glande, a, dans sa totalité, l'aspect du testicule, dont on la distingue à la multiplicité de ses canaux principaux, et au développement de ses vaisseaux. Les mamelons ne sont pas encore formés, on ne les rencontre qu'assez tard, principalement dans l'embryon de l'homme. Pour en suivre le développement, il faut reprendre le fœtus dans un état plus avancé. Dans celui qui a fourni le modèle de cette figure, on commence à apercevoir quelques anses *a*, *a*, *a*, parties des endroits où les divisions du tube rameux s'abouchent avec ceux de la substance corticale. Elles résultent évidemment de leurs replis. Plus l'animal se développe, plus ces anses se multiplient : les dernières divisions, continuant de s'accroître, remplissent l'enveloppe de la glande; et, repoussent les autres vers le centre de sa concavité. Celles-ci, s'accroissant en même temps, sont nécessairement repliées. Leurs replis *a*, *a*, descendent entre les troncs, où ils se rangent parallèlement, pour composer le mamelon. Les troncs paraissent ne pas passer l'enveloppe du rein. Là, leurs branches étalées tracent un réseau polygona fig. 83, que l'on suit bien dans une tranche parallèle à la surface, se guidant sur la couleur rouge que leur donne l'extravasation cada rique. On peut, d'ailleurs, aviver cette couleur en trempant la tranc dans l'eau salée et nitrée, ou, plutôt, en laissant le rein posé un jo ou deux sur le côté où on veut prendre le morceau.

Avant que le mamelon n'existe dans l'embryon, lorsque l'on co mence à pouvoir examiner le rein isolé, dans un veau de vingt-cinq trente millimètres, par exemple, on trouve, autour de lui, une couc celluleuse dans laquelle des vaisseaux sanguins passent, pour se ter ner dans des plaques circulaires, rangées autour de la glande en u sorte de couronne. Cette masse celluleuse fait suite à l'enveloppe rein, dans laquelle ses prolongements sont renfermés. Les membra circulaires, vues avec un grand grossissement, sont parcourues des vaisseaux, exactement disposés comme ceux des cercles, restent après la destruction des corpuscules de malpighi, fig. 79-8 Pour les bien voir, il faut laisser l'embryon pendant trois ou qua jours dans la matrice avant cette recherche, afin que les vaisseaux remplissent. Plus l'animal se développe, plus ces membranes se m tiplient et diminuent, relativement, de grandeur. Lorsque les tu ont acquis un certain accroissement, le développement des vaissea poussant toujours ces membranes dans la substance corticale, les quets d'anses tubuleuses roulent dans leurs intervalles, jusqu'au n ment où ils cachent tous ces cercles. C'est alors, que les corpuscu de Malpighi deviennent distincts. On ne peut douter, par conséque que, puisque les vaisseaux se terminent dans ces membranes, n'aient aucune communication avec les autres éléments du rein.

Dans des embryons de mammifères, assez petits pour être sou tout entiers au microscope, j'ai vu l'uretère, continu à l'enveloppe rein, aller s'ouvrir dans la vessie, dont le canal excréteur est bien sible chez les femelles.

J'ai souvent trouvé, dans des agneaux, et, plus souvent enc dans des veaux, de petits reins surnuméraires perdus dans la grai Ils étaient toujours composés de tubes égaux entre-eux et pareils à c de la substance corticale : ils n'avaient rien qui pût remplacer les can excréteurs, ni même ceux qu'on appelle urinifères. Ils contena néanmoins les mêmes fluides et les mêmes corpuscules que les aut

Capsules surrénales. — La structure des capsules surrénales a t à-fait échappé aux recherches des anatomistes, non-seulement pa qu'ils ne sont pas parvenus à les couper en morceaux convenables; mais aussi parce qu'ils se sont exclusivement servi des microscopes dioptriques. Ces instruments exigent de si petites pièces, que, pour les rendre susceptibles d'être observées, on en a détruit les éléments. Quand on emploie le microscope solaire, il suffit de couper, avec des ciseaux, un morceau un peu mince de cet organe, pour en reconnaître la structure tubuleuse. Si, après cela, on fait geler une capsule surrénale, et qu'on en coupe quelques tranches bien égales et bien minces, on pourra les examiner avec le microscope que l'on voudra. On les trouvera composées de tubes plus gros que ceux de la partie corticale des reins; mais, formés, comme eux, d'une membrane mince, plissée, et égaux entre eux. Comme eux, aussi, ils sont entremêlés; mais plus droits et non roulés en circonvolutions. Ils doivent leur couleur à une matière divisée en grumeaux, nageant dans un liquide incolore. J'ai inutilement cherché s'ils avaient quelque communication avec l'organe sécréteur de l'urine. Je n'ai point trouvé, non plus, de canaux qui pussent porter ailleurs le produit de leur sécrétion.

L'arrangement des tubes, qui composent cette singulière glande, se voit sans trop de peine dans le commencement de la vie. Lorsque l'embryon est assez petit pour être soumis tout entier au microscope, on voit, dans l'abdomen, de chaque côté de la colonne vertèbrale, deux grands organes tubuleux, qui ont été appelés corps de Wolf. Le tube, qui les compose, ne s'abouche avec aucun autre. C'est la capsule surrénale, que cette particularité caractérise absolument. Ce tube, plus grand que le canal digestif, n'a ni commencement ni fin; il est replié sur lui-même, en anses parallèles, serrées, comme dans le reste de l'existence.

J'ai regardé les capsules surrénales comme des glandes, quoiqu'elles n'aient pas de canal sécréteur; parce qu'il est extrêmement probable qu'elles sont pour quelque chose dans la fonction urinaire. D'ailleurs le rein, comme les autres glandes tubuleuses, paraît consister en un tube sans fin réplié, sur les anses duquel, les divisions du canal sécréteur est implanté.

Estomac glanduleux des oiseaux. L'estomac glanduleux a une disposition et une structure, qui autorisent cette manière de considérer les organes sécréteurs tubuleux. Ses glandes sont, aussi, des paquets de tubes repliés en anses parallèles, auxquels on ne trouve ni commencement ni fin. Ces anses sont dirigées selon les rayons de la loge, qui contient chaque paquet. Les distances, que laissent entre elles, les ouvertures des canaux sécréteurs, sur la surface de cet estomac, font voir que chaque glande est composée de plusieurs tubes ; et, que, par conséquent, un canal rameux communique avec les tubes glandulaires. Ce canal est difficile à suivre, à cause de la ténuité de ses parois ; cependant, on peut le voir assez-bien, pour reconnaître ses divisions et sa structure semblable à celle de tous les autres. La gelée est le moyen auquel il faut recourir, pour l'étude du ventricule succenturié.

MATRICE.

Plus d'un lecteur sera surpris, en apercevant ici le titre de ce cha pitre. La théorie de l'accouchement, telle qu'on nous l'enseigne, ne per met pas, en effet, d'admettre que la matrice n'est pas musculaire. J ne sais pas comment les vétérinaires, qui voient la matrice d'une vach se réduire, au terme de l'accouchement, à l'épaisseur et à la molless d'un morceau de drap, conçoivent que la femme ait besoin d'un appa reil musculaire si puissant. Je ne sais pas non plus, comment les natu ralistes expliqueraient raisonnablement pourquoi les espèces les plu faibles seraient privées des forces énormes que l'on prête à l'utérus d la femme. J'ignore encore comment et pourquoi un seul muscle, dar l'économie humaine, créé tout exprès pour elle, serait doué d'une con traction qui ne ressemble à rien de ce que l'on observe dans le je des autres. Je ne puis pourtant, me faire une idée des contractio utérines, que je ne vois pas, qu'en les comparant à celles des muscl que je puis suivre des yeux. Les muscles, après s'être contractés, r viennent à leur longueur primitive : comment cela se concevrait-i dans le jeu de la matrice? Où doit s'arrêter chacune de ses contraction Tantôt ce muscle sans fin, arrive à son plus grand raccourcissement deux ou trois cents contractions : tantôt c'est en deux ou trois seul ment. Quelquefois il se réduit à la moitié de son volume, par ving trente, cinquante contractions ; puis tout-à-coup, il arrive à sa pl complète réduction, en quelques minutes. Cela tient-il à quelque co formation personnelle? Non : la même femme, en deux ou trois couch peut présenter toutes ces variations du travail. Quel accoucheur n'a p vu le fœtus expulsé, avant que l'utérus n'ait été réduit à la moitié son volume? Tout cela, on en conviendra, je crois, ne s'explique guè par la structure supposée musculaire de la matrice. Qui pourra j mais concevoir un muscle dont la substance se détruit à mesure qu'il se contracte? Au reste, les anatomistes comptent, eux-mêmes, si peu sur les preuves qu'ils donnent de cette structure, qu'ils n'ont cru l'avoir bien démontrée, que pour la fin de la grossesse. Est-il nécessaire de leur demander comment se fait l'accouchement avant cette transformation mystérieuse, unique dans l'économie?

Si on soumet, au foyer d'une loupe de force médiocre, un morceau de matrice de femme nettement coupé, et qu'on l'éclaire par dessus, on trouvera sa surface couverte d'un réseau de bandes blanches inégales, contournées et élargies à leur jonction. Avec un peu d'attention, on voit que les espaces compris entre ses bandes, en contiennent d'autres moins blanches et plus profondes ; elles sont tracées de lignes dont les extrémités sont un peu écartées. Si on soumet ensuite cette pièce, éclairée par dessous, à un grossissement de cinquante à soixante diamètres, on la trouvera composée de faisceaux en volutes de fibres, fig. 84, qui s'entrecroisent comme en *m*. Ces faisceaux sont généralement ainsi disposés, dans toute la matrice; toujours de grandeur inégale; mais, près de la surface interne, on remarque une ligne de paquets de faisceaux plus petits, entrecroisés d'une manière plus serrée. C'est un de ces paquets, que représente cette figure. Le côté *M*, est celui de la muqueuse, de l'intérieur de laquelle, partent beaucoup de faisceaux *f-f*, séparés par les tiraillements de la pièce.

Cette disposition générale permet-elle de comparer la substance de la matrice à un muscle? Au cœur? Il y a bien loin des cordons cylindriques de l'organe moteur du sang, aux faisceaux inégaux et tortillés de l'utérus. Aux muscles des intestins? Ceux-ci consistent encore en cordons parallèles bien distincts. Dans le cœur comme dans l'intestin, point de parties plus serrées; la masse musculaire est partout homogène. Que l'on mette, sur le porte-objet du microscope solaire, une tranche mince de chacun de ces organes, et qu'on les compare; on s'attendra bien après à ne pas trouver de fibres musculaires dans la matrice. Cependant les coupes de l'utérus vues sous des grossissements suffisants, sont couvertes de lignes parallèles, qui suivent la direction de ses faisceaux, fig. 84: seraient-ce des fibres d'une nature particulière? On ne peut répondre à cette question qu'après avoir analysé cet organe, lorsque ses éléments sont développés par la grossesse. Il faut le prendre un peu avant l'accouchement, quoique l'on réussisse encore assez bien, quand il n'y a que quelques jours qu'il a rempli cette fonction. On le soumet à la gelée, soit naturelle, soit artificielle, et on en coupe des tranches minces dans tous les sens. Avant d'en exposer une au microscope, il est bon de carder un de ses bords avec une pincée d'aiguilles, pour en détacher les fibres. On en trouve un grand nombre flottant dans le liquide: elles sont extrêmement minces, très-apparentes, aplaties et souvent contournées sur elles-mêmes, tandis que celles qui sont restées unies sont cylindriques. Avec un peu d'attention, on voit un très-grand nombre de sections de ces cylindres, fig. 85. Cette différence de forme ne peut provenir que d'une cause: c'est que les fibres plates et transparentes, ont perdu quelque chose qui leur donnait leur forme cylindrique. En effet, le liquide est rempli d'une quantité innombrable de corpuscules, dont une bonne partie a le diamètre des fibres; et le reste consiste en globules très-petits, provenant de la division de ces corpuscules. On en trouve de nombreux groupes, dans les endroits où les sections des cylindres sont tournées vers l'œil. Il est donc certain, que la matrice est composée de fibres tubuleuses, qui se remplissent, par l'effet de la grossesse, d'un liquide contenant des globules. Après la mort, ce fluide se coagule et les réunit; après l'accouchement, les tubes se vident, diminuent de volume; l'entrecroisement de leurs faisceaux les resserre, au point que le tissu qu'ils forment, ne peut plus se décomposer. On déchire alors les tubes, on en enlève quelques fragments étalés en membranes plissées, mais il n'est pas possible d'en soupçonner la forme.

J'ai commencé par exposer la structure de l'utérus de la femme, afin de prévenir les objections, que pourrait suggérer la différence apparente de cet organe, chez les animaux. Cependant, pour en bien étudier la composition et l'arrangement élémentaires, il est bien plus commode de se servir de la matrice de la vache ou de la brebis. La gelée est la meilleure préparation que l'on peut lui faire subir pour la couper dans tous les sens: cependant on y réussit assez bien, et sans apprêt, en se servant de bons ciseaux. Les lames, par leur compression, en séparent presque toujours de beaux bouts de tubes. Dans la matrice de la vache, ces tuyaux, fort gros, pourraient être pris pour des vaisseaux. Mais on évitera cette erreur, en observant que les vaisseaux, renforcés d'une couche musculaire, sont plus opaques; et que, quand ils deviennent capillaires, leur petitesse, le décroissement de leur calibre, ne permettraient pas de les confondre avec les tubes utérins. D'ailleurs, ceux-ci ne se distribuent pas en réseaux, comme les canaux sanguins; ils sont, au contraire serrées les uns contre les autres. Ils ont pourtant, cela de commun, qu'avant d'être capillaires surtout, les vaisseaux sont comme les tubes, repliés en zig-zag serré : ce qui explique comment ils peuvent s'allonger beaucoup au delà de ce que le développement de l'utérus ne semble l'exiger, au moins dans la grossesse ordinaire. La fig. 86, calquée sur l'image d'une tranche très-mince de matrice de brebis, me semble donner une preuve assez satisfaisante de la disposition tubuleuse des éléments de cet organe. Ce simple trait les montre bien sous cet aspect de boyaux pleins, qui fait juger au premier coup d'œil, que ce sont des cylindres creux et repliés. Il ne reste plus qu'à examiner les lambeaux flottant dans le liquide. Après avoir cardé la pièce, on s'assurera que ces tubes sont formés par une membrane mince, homogène, semblable à celle des éléments de toutes les glandes. Cette même figure, fait voir aussi que ces tuyaux ne sont pas tous du même calibre; et qu'ils se ramifient, comme en *a*, *b* et *c*, par exemple. Il est plus commode de suivre cette disposition dans l'utérus de la vache, que dans tout autre. Une coupe, suivant son épaisseur, dans une partie quelconque des cornes ou du corps, présente trois couches de couleur différente : par conséquent l'arrangement des éléments ne peut être le même dans chacune d'elles. C'est près du col qu'il faut commencer les coupes, on y verra bientôt que les tubes ne sont pas égaux; et qu'ils ne sont pas dirigés comme les vaisseaux. La couche interne contient des tubes plus gros et plus fermes que les autres : ils se dirigent de la surface intérieure de l'organe, en montant vers l'extérieure. Avant d'arriver à celle-ci, ils se divisent en branches, qui se subdivisent en rameaux, sensiblement égaux entre eux, et tous abouchés. Ils sont mêlés d'une manière inextricable, et reviennent vers la couche interne, près de laquelle ils se réunissent en paquets, analogues à ceux que l'on a vus dans l'utérus de la femme fig. 84. L'épaisseur des troncs, ne laissant pas percer la couleur jaune des matières qu'ils contiennent, la couche interne serait presque blanche, si les capillaires sanguins ne le rougissaient. L'externe au contraire est jaune, parceque les dernières divisions tubuleuses y sont presque seules; tandis que les principales branches des vaisseaux, épaisses et presque tendineuses, donnent à la moyenne la teinte grise qui la distingue.

La matière contenue dans les tubes utérins de la vache, n'est pas seulement remarquable par sa couleur; elle l'est encore plus par l'arrangement de ses parties. Lorsque l'on coupe de petits morceaux sur la matrice de cet animal, prise hors du temps de la gestation, la compression des lames des instruments, ou plutôt encore celle des aiguilles qui les déchirent, font sortir des tubes de longs cylindres, dont les fig. 87,-88, sont destinées à donner l'idée. Ils sont, comme dans la fig. 87, transparents, parcourus par une bande centrale ombrée, et offrent, au premier coup d'œil, une espèce de plissure. On pourrait donc les regarder comme des tubes, renfermés dans les autres, surtout lorsqu'on en voit la coupe, fig. 89, dans laquelle le cercle foncé serait pris pour la lumière du tuyau ; ou bien encore, si on rencontrait un lambeau auquel la compression donne l'aspect membraneux de la fig. 88. Mais on voit flotter dans le liquide, une quantité innombrable de corpuscules, que l'on reconnaît pour des débris de ces cylindres. Enfin on peut lever tous les doutes, en répétant ces expériences plusieurs jours de suite, sur des portions de la même matrice. La matière collante, qui unit ces corpuscules, se dissout : les cylindres ne sont plus bientôt qu'un cordon, autour duquel ils sont implantés comme les fils d'une chenille de soie. Ils ne tardent pas à être eux-mêmes attaqués par les produits de la décomposition cadavérique, et deviennent très-transparents, en s'usant rapidement. On n'aperçoit plus alors les restes des cylindres, qu'avec de grands grossissements, et en diminuant beaucoup l'éclairage du microscope. Deux ou trois jours, dans l'été, suffisent pour les détruire tout à fait. Aussitôt que la gestation commence, on ne les trouve plus. Je les ai recherchés, lorsque le liquide contenu dans la corne, prouve la conception, quoique son produit soit encore dans l'ovaire ; mais ce fut toujours inutilement.

Quand on a vu ce système de tubes, si évidemment semblable à celui des glandes tubuleuses, on se demande s'il communique avec la cavité utérine. La recherche de cette communication est extrêmement facile sur l'utérus de la vache. Il suffit de couper, avec des ciseaux, un lambeau de la membrane muqueuse et de l'étaler sur le porte-objet. Les médiocres grossissements des microscopes dioptriques font voir leurs ouvertures régulièrement espacées sur sa surface. Ce qui achève de rapprocher la matrice des glandes, c'est qu'elle est divisée en lobes, d'une manière analogue au testicule. Cette disposition est difficile à saisir dans l'utérus de la femme, et même dans celui de la vache ; mais on voit assez facilement dans celui de la brebis, l'enveloppe celluleuse de cet organe envoyer, entre les paquets de tubes, des cloisons courtes et serrées. Il faut, pour cela, soumettre des tranches, coupées près de la surface extérieure, aux expériences que j'ai indiquées pour reconnaître la structure des organes appelés fibreux.

Les paquets de tubes qui composent le col utérin de la vache, sont séparés de manière à former, surtout, chez celles qui ont eu plusieurs portées, des lobes assez profonds. Ces lobes existent à peine en vestige, chez les femmes qui n'ont point eu d'enfants. Mais, après l'accouchement, les tubes utérins, ne revenant pas exactement à leurs premières dimensions, ces lobes restent plus apparents. Telle est l'origine de ces franges, que les accoucheurs ont cru résulter de la déchirure du col.

Oviducte des oiseaux. — L'oviducte des oiseaux est un appareil sécréteur tubuleux, tout-à-fait semblable à la matrice des mammifères. Les mêmes procédés font trouver l'arrangement et la structure de ses éléments. Des tubes partis de sa face interne, rampent parallèlement dans son épaisseur ; bientôt ils se divisent et se subdivisent. Leurs dernières divisions forment de gros paquets, réunis en papilles fongiformes sur cette même surface, qui est recouverte d'une membrane semblable à celle qui tapisse la matrice des mammifères.

Dans des embryons de brebis, consistant encore en une glaire de quelques millimètres de longueur, comprimés entre les plaques du porte-objet, jusqu'à l'épaisseur d'une carte à jouer, j'ai vu, à l'aide du microscope solaire, la matrice complètement formée et les ovaires bien distincts. Cet organe, placé derrière la vessie, a son col bien déterminé, embrassé par le vagin, qui s'ouvre au-dessous du canal de l'urètre, sans traces de communication avec lui, ni avec le rectum. J'en ai vainement voulu voir la structure tubuleuse : je n'ai jamais été assez heureux pour le trouver convenablement séparé des autres organes.

OVAIRE.

Je lis, dans les ouvrages d'anatomie les plus connus, que l'ovaire est une masse celluleuse, composée de lobes, dans laquelle sont logées quinze à vingt vésicules remplies d'un fluide, et destinées à produire l'ovule ; que celui-ci descend dans la trompe..... Mais personne ne dit par où, ni comment. Il y a donc, me suis-je dit souvent, de quoi bien chercher encore pour éclaircir cette savante thèse de la génération, si embrouillée pour notre gros bon sens.

La connaissance de la structure de l'ovaire m'a coûté fort peu de peine. J'avais remarqué, dans plusieurs animaux, et particulièrement dans les lapines, que l'axe de cet organe est tracé par une bande plus foncée, bien distincte, d'où partent, de tous les côtés, des petites barres de la même couleur. Je pensais qu'il devait y avoir là des canaux, que leur délicatesse avait empêché, jusqu'aujourd'hui, de trouver. Lorsque j'eus reconnu que la congélation me donnait un moyen certain de conserver intactes les parties les plus délicates, j'y soumis l'ovaire. Je le coupai par tranches, un peu obliquement à son axe afin de ne pas fendre le canal central, dans toute sa longueur, s'il y en avait un. Dès la première expérience, mes prévisions furent justifiées. Je trouvai, au milieu de l'ovaire, un canal *a b*, fig. 90, commençant à l'extrémité adjacente à la trompe, et se terminant, de l'autre, par des rameaux tout-à-fait pareils à ceux que l'on voit ici, partir de ses côtés. Chacune de ces divisions aboutit dans une vésicule sphérique. Il est formé par une membrane très-mince, qui se plisse comme celle de tous les tubes simples. Le canal principal est très-large ; car, dans la lapine, que j'ai choisie pour la petitesse de son ovaire, il a, près de son ouverture, et dans son état de flaccidité, environ un sixième du diamètre transversal de l'organe.

Les vésicules sont sphériques et surmontés d'une calotte brillante et transparente, entourée d'un renflement un peu plus éclairé aussi que le reste du globe, qui rappelle parfaitement celui de l'œil, attaché à ce qu'on appelle son nerf optique.

J'ai cardé, ensuite la pièce, avec une pincée d'aiguilles : j'en ai, par ce moyen, séparé plusieurs sphères et rompu les autres, il en est sorti une masse, sans plis, d'une transparence un peu laiteuse et très-brillante, que je crois être un fluide coagulé.

Ce système de canaux et de vésicules est placé au milieu d'une masse de cellulosité, dont la périphérie est formée par une couche plus compacte de cette matière. On peut, sans peine, vérifier cette structure, en soumettant cette partie de l'ovaire aux expériences, que j'ai indiquées pour reconnaître l'élément celluleux.

Lorsque j'ai fait ces premières recherches, j'ai donné la préférence à la lapine ; je l'ai choisie pubère, afin d'avoir l'organe bien développé, et vierge, afin qu'aucune transformation ne me conduisît à des combinaisons sans fins et des expériences interminables : c'est à ce choix, que j'ai dû le succès. Dans l'animal et la femme impubères, les vésicules ne contiennent pas la sphère résistante, dont je viens de parler. Trop minces et trop molles pour garder leur forme, elles se replient sur elles-mêmes, et les canaux semblent se terminer dans une masse de tubes enroulés. Lorsque la puberté commence, une vésicule se renfle; le segment transparent se dessine, et cette première vésicule continue de grossir, pendant que les autres se développent successivement de la même manière. C'est là la cause de leur inégalité dans cette figure.

POUMON.

Il est peu d'organes dont on se soit autant occupé que le poumon : la grande fonction, dont il est chargé, est, depuis la découverte de la circulation du sang, l'objet des principales études des physiologistes. Ses maladies sont, pour les médecins, un sujet de méditations continuelles. Tous ceux qui ont fait, sur elles, les moindres recherches, espérant toujours quelque lumière de son examen, ont, au moins, jeté un coup d'œil sur la structure de l'organe de la respiration. Il semble, d'ailleurs, que rien ne doit être plus facile à trouver que ces vésicules aériennes, décrites par tant de personnes. Cependant les choses qu'on a imaginées, si bien arrangées qu'elles soient avec celles que l'on a devinées, donnaient toujours, à ce que je lisais, un tel air d'invraisemblance, que j'ai osé penser qu'on ne les connaît pas du tout. J'ai examiné le poumon de mille manières; je l'ai soufflé; vidé d'air; j'ai injecté ses vaisseaux; je l'ai séché; fait cuire; solidifié avec des préparations chimiques; je l'ai fait geler; je l'ai soumis à tous les grossissements, et je n'ai rien appris sur sa contexture. Je ne l'ai pu connaître qu'en suivant son développement, dans l'embryon, puis, dans le fœtus assez avancé : mais, au-delà d'un certain terme, je n'ai plus vu que par une induction, que le lecteur prendra, je l'espère, avec moi, pour équivalente à la vue même de l'objet.

Le poumon des plus jeunes embryons que j'ai soumis aux microscopes, consistait en une petite masse celluleuse, dont la forme donnait déjà l'idée de l'organe. Au milieu de cette masse, est une sorte d'arbre, fig. 91, portant, au bout de ses ramifications, des corpuscules, ovales, inégaux, irréguliers, rappelant assez-bien les branches d'un figuier dépouillées de leurs feuilles, mais garnies de leurs fruits. Le moindre frottement des plaques du porte-objet, la plus petite force appliquée à ces corpuscules, donnent lieu à des plis ou des changements dans leur forme, qui font déjà voir que ce sont des vésicules, formées par une membrane mince, inégale, transparente, et plissée comme toutes les membranes minces; c'est-à-dire que leurs plis tracent des polygones, presque réguliers, dont l'aire est renfoncée. On peut en avoir la preuve complète, en déchirant la pièce avec une pincée d'aiguilles : car on sépare et on ouvre ces vésicules dont on vérifie la structure avec toute la certitude désirable. Il résulte de là, d'abord, que le poumon, dans ces commencements, est, comme les organes dont j'ai fait suivre le développement, d'une très-grande simplicité; et que ses éléments ont un très-grand volume relatif. La fig. 92 est celle d'une extrémité de rameau bronchique d'un veau de quatre centimètres. L'inégalité des vésicules y est très-frappante. Au pied des plus grandes, s'en trouvent de plus petites, que l'on peut regarder comme le commencement de nouvelles. Dans la fig. 93, les vésicules se sont déjà égalisées et bien multipliées : car le grossissement est le même et elle ne représente qu'une longueur bien moindre du rameau : l'embryon, auquel il appartenait, est d'une longueur double. Cette branche de poumon est moins étalée que les autres, c'est pour cela qu'elle est un peu moins visible, ses rameaux n'en sont pas moins composés comme je l'indique. La fig. 94 est tracée sous le même grossissement, sur l'image d'une division bronchique d'un veau de quatorze centimètres. La multiplication des branches et des vésicules y est aussi remarquable, que leur diminution de grandeur. On y voit encore les vésicules naître au pied des autres. Le modèle de la figure 95 est une terminaison bronchique, prise sur un veau de trente deux centimètres. La multiplication de ses parties va au point qu'on ne les distingue plus que juste pour en suivre le trait.

L'arbre bronchique, en s'allongeant, pousse vers la poitrine, la cellulosité dans laquelle il est plongé. Elle s'applique d'abord sur toutes les divisions de ce canal, enveloppant, en même temps, chacune des vésicules, fig. 93 : Mais, à mesure que leur nombre augmente, elles se serrent les unes contre les autres, et ne sont plus enveloppées que par groupes, fig. 94; enfin, quand le nombre des éléments du poumon s'est encore accru, fig. 95, la cellulosité, repoussée, n'enveloppe plus que les paquets terminaux, au milieu desquels, les dernières divisions du canal respiratoire, restées cachées, n'ont pu se former de renfo[illegible] celluleux. Les lobules pulmonaires, formés de ces paquets de vésicules se serrant les uns contre les autres, ont pris la forme polyédrique. Les canaux bronchiques auraient continué de suivre leur direction, si rien ne s'y était opposé; mais, arrêtés par les parois de la poitrine, et plus encore, par la résistance de la masse celluleuse, qui environne d toutes parts leurs terminaisons; ils se contournent en cercle, comme on le voit dans la figure 95. On peut, dans l'animal adulte, reconnaître les vésicules qui sont extrêmement petites, à leur plissure et à leur direction. Les dernières divisions des canaux décrivent, chez lui, des spirales incomplètes, qui, sous le microscope, paraissent être des cercles. Ce sont ces cercles, que l'on a décrits et figurés comme les contours des vésicules bronchiques.

L'appareil aérien du poumon, fermé de toutes parts, n'a aucune communication directe avec ses vaisseaux. C'est dans la cellulosité, dont ses lobules sont environnés que le système vasculaire est placé : on le voit dans l'embryon, fig. 93, assez distinctement pour s'en assurer. Il faut donc, pour que l'air agisse sur le sang, qu'il traverse au moins les vésicules et les vaisseaux. Peut-il passer en substance dans le sang, comme le veulent nos théories sur la respiration? Cela n'est guère probable : en effet, l'air poussé par la trachée de l'homme, du bœuf, du mouton, ne pénètre pas dans la cellulosité; et, réciproquement, celui que le soufflet du boucher envoie dans les cellules, n'entre pas dans les vésicules pulmonaires. Si, chez de jeunes animaux, ou de petites espèces, comme les souris, par exemple, l'air ne peut rester dans les vésicules; c'est parce qu'elles sont rompues : aussi pour insuffler un poumon de lapin, ne faut-il pas le prendre trop jeune. Le fluide, que recueillent les vésicules du poumon, doit sans doute, se mêler avec l'air inspiré : sert-il seulement à le fixer? se combine-t-il avec lui? Lorsque l'atmosphère est sèche ou surchargée de vapeur, ce fluide modifié dans sa quantité et ses qualités, ne reste pas sans influence sur cette combinaison ; ses propriétés physiques et chimiques, changées dans les maladies, ne s'y opposent-elles pas? Il est donc extrêmement probable que l'air est décomposé dans le poumon lui-même; que quelques-uns de ses éléments se combinent avec les humeurs contenues dans ses vésicules, et que cette combinaison passe dans la cellulosité, où les vaisseaux l'absorbent. Ce n'est pas tout, dira-t-on ; quel rôle remplissent les forces nerveuses, dans ces phénomènes de décomposition et de recomposition ? agissent-elles dans ce passage de fluides à travers des membranes? J'expose quelques remarques aux méditations de mes lecteurs, je n'écris pas un livre de physiologie.

PANCRÉAS.

Glandes salivaires et lacrymales.

Pour acquérir une connaissance satisfaisante de la structure du p créas et des glandes lacrymales et salivaires, il faut les étudier d le jeune embryon; puis dans le fœtus, ensuite dans de très-jeu animaux, enfin dans l'animal ou l'homme adultes. Le pancréa trouve assez facilement, dans l'embryon fort jeune. On le reconna sa situation sur la colonne vertébrale, au milieu d'organes qui ne ressemblent en rien. Les salivaires sont aussi placés de manière à vues aisément; mais les lacrymales cachées dans l'orbite, très-pet et fort lentes dans leur développement, peuvent échapper à l'a tomiste qui chercherait à les enlever avec la pointe d'un scalpe faut emporter l'orbite d'un coup de ciseaux, et mettre le morc entier entre deux plaques de glace. La compression séparera glande, que l'on reconnaîtra aux caractères que je vais indiq Dans le fœtus, elle consiste en une réunion de petites granulati rouges, que l'on peut enlever avec les instruments.

La fig. 96 représente la plus grande partie de la parotide d'un v de vingt six millimètres de longueur. Elle montre que cette glande co mence, comme le poumon, par un tuyau ramifié, dont les divisions s terminées par des vésicules oblongues, et que ces éléments sont rel vement très-grands. Lorsqu'on examine après cela cet organe, des sujets successivement plus avancés, on voit que ses parties mentaires, d'abord peu nombreuses, se multiplient et diminuent de gr deur comme celles de l'appareil aérien de la respiration. La compa son de la fig. 96, avec la fig. 97 calquée sur l'image d'un très-p morceau de parotide d'un veau de vingt et un centimètres de l gueur donne l'idée de ce développement. Ses canaux et ses vésicules s aussi formés d'une membrane simple, transparente, très-mince et p sée de la même manière. Ils se développent dans une masse cel leuse, dont la périphérie est plus serrée, et par conséquent p opaque sous le microscope. Cette enveloppe, que sa solidité a fait ap ler fibreuse, force les canaux à se rouler et à cacher leurs extrémité milieu des paquets de vésicules, qui composent les lobules de la glan Ces dernières divisions restent donc encore, privées du renfort cel leux, qui s'étend sur le reste du tuyau sécréteur; et les lobules se trouvent, comme ceux du poumon, enveloppés d'une couche de cellulosité, dans laquelle se divisent les vaisseaux et les nerfs. Dans l'homme, ou l'animal complètement développés, les vésicules de ces glandes sont, comme celles du poumon, très-petites, mais on peut encore en bien voir la structure. Je ne sais comment les anatomistes ont été portés à croire qu'elles communiquent entre-elles par groupes. Il est très-facile de les isoler en raclant avec le scalpel, un morceau de parotide gelée, ou même sans le geler, on enlève un nombre prodigieux de vésicules, qui n'ont d'ouverture que celle de communication avec le canal sécréteur. On obtient aussi fort souvent de beaux groupes de vésicules, attachées à leurs canaux, par un procédé applicable à l'analyse de toutes les glandes. Il consiste à en entamer un lobule avec le scalpel et à le déchirer avec les pinces, on dégage ainsi les vésicules les unes des autres, et on emporte les ramifications de la glande en ratissant la déchirure.

Le développement et la structure des autres glandes salivaires, du pancréas et des lacrymales, sont exactement les mêmes. Ces organes diffèrent par la grosseur relative de leurs éléments: la glande lacrymale est celle dont les vésicules sont les plus grandes; toutes contiennent des matières visqueuses réunissant des globules plus ou moins réguliers, de grosseur et de couleur différentes pour chacune. Ainsi on distingue, sous le microscope, un morceau de glande sous-maxillaire, d'un morceau de parotide, à sa plus grande transparence; parceque les matières, contenues dans les vésicules parotidiennes, sont plus abondantes et surtout plus opaques.

GLANDE THYROIDE.

Pourquoi la structure de la glande thyroïde est-elle restée inconnue aux anatomistes? C'est, sans doute encore, parce que les microscopes, dont ils se sont servi, exigeaient de trop petites pièces, et qu'ils ont été ainsi conduits à en détruire les éléments. Il suffit en effet de couper avec des ciseaux, et sans préparation, un morceau de quelques millimètres de cette glande, pour le soumettre au microscope solaire. On trouve qu'elle consiste en une réunion de grosses vésicules globuleuses, inégales entre-elles et pleines de matières qui les rendent opaques. Elles sont formées d'une membrane mince qui se pliss comme celles qui composent les autres organes sécréteurs, mais qui pourtant assez ferme pour conserver la forme ronde de la vésicul même dans l'homme, chez qui tous les organes sont très-mous.

Les vésicules de la thyroïde ne communiquent pas plus entre-el que celles des autres glandes; car la pression des lames des ciseaux celle des plaques du porte-objet les isole, jusqu'au canal sécréteur. C lui-ci n'est pas non plus renforcé d'une couche celluleuse. Aussi doit-o ce me semble, assimiler cet organe aux glandes de la trachée et d fosses nasales, auxquelles il ressemble par la multiplicité de ses c naux. Ils sont à la vérité courts et peu ramifiés, mais on trouve, pr de l'épiglotte, des glandes dont les canaux ont la même disposition. n'ai jamais pu les voir s'ouvrir dans la trachée de l'homme ou des ar maux adultes; mais je les ai très-bien vus dans les embryons de mo ton et de bœuf. Lorsque l'embryon fort jeune est comprimé entre l deux plaques du porte-objet comme je l'ai indiqué, on voit un p dessus de la bifurcation de la trachée, partir de ce conduit, pl sieurs tubes parallèles, courts, larges, peu divisés et formés d'u membrane très-mince, portant quelques vésicules rondes et beauco plus grosses que celles du poumon. C'est la thyroïde, qui, dans son d veloppement, suit la même loi que les autres organes semblables.

MAMELLE.

La mamelle de la femme peut être analysée facilement; mais le p de la vache ou celui de la brebis sont plus commodes, pour commenc l'étude de cette glande.

Lorsque l'on examine à l'œil nu, ou mieux, avec une loupe une coupe faite au hasard dans un pis de vache, on trouve qu'el offre un réseau blanc, opaque, renfermant, dans ses mailles, un substance jaune, au milieu de laquelle s'échappent des traîné blanches qui s'y perdent. La fig. 98 représente cette dispositio que l'on retrouve toujours dans quelque sens que l'on coupe l glande. Lorsque la pièce est assez grande, on voit que sa surface en tière est couverte d'un grand réseau, dont les mailles en renferme de plus petites. Cette glande est donc lobée comme les autres, quoiqu ses lobes ne soient pas séparés par une cellulosité lâche. Si la loupe dont on se sert, grossit seulement de six à huit diamètres, ces cloison serrées, nacrées comme des tendons, ont, à son foyer, une apparence celluleuse que cette figure exprime assez bien. Pour s'assurer de leur structure, il faut en couper avec des ciseaux fins, de petits morceaux et les soumettre à des grossissements croissants. Pendant ces expériences, on trouve de l'air dans les cellules, et de plus des corpuscules blancs, transparents, ayant une forme irrégulière; assez égaux; plus gros et plus abondants que ceux que l'on trouve dans la cellulosité interstitielle. Ils sont en quantité si grande que, quand on déchire le réseau sous la loupe avec la pointe d'une aiguille, on en enlève assez pour les examiner comme on veut. Si on pile, avec une tige de verre, un de ces morceaux de cloison, sur le porte-objet, on en exprime une matière collante, blanche, demi-transparente, qui ressemble assez bien à du fromage blanc. Lorsque l'on soumet la pièce au microscope solaire, la chaleur de cet instrument liquéfie cette matière qui se divise dans l'eau en globules assez réguliers, médiocrement transparents.

Cette observation me paraît prouver que les matières, qui gonflent la cellulosité voisine de la mamelle pendant l'allaitement, ont une utilité dans la sécrétion du lait. Les médecins, qui ont toujours regardé ce gonflement comme une sorte de maladie, comme un effet sympathique du travail sécrétoire, souriront à la lecture de cette remarque. Je les prie de me dire alors, à quoi la nature destine les masses de cellulosité, qu'elle a disposées autour des mamelles, surtout dans les animaux qui ont beaucoup de petits, comme la truie, par exemple?

Pour trouver la structure de la substance jaune, comprise dans les cloisons, il faut en soumettre, au microscope solaire, des tranches minces, coupées sur un morceau de pis gelé. On peut aussi les obtenir sur un morceau de quelques grammes, séché juste assez pour être coupé commodément; mais, alors, la forme et le volume des éléments sont nécessairement un peu altérés. Quel que soit celui des deux procédés que l'on adopte, on doit carder les bords de la tranche avec une pincée d'aiguilles, après l'avoir couverte d'eau, afin d'en séparer les parties élémentaires. Le microscope fait voir, dans le liquide, des vésicules en forme de poires, ouvertes par une déchirure à leur petite extrémité, comme celles des autres glandes. Elles sont aussi formées par une membrane transparente, assez ferme, plissée en polygones, comme toutes les autres membranes minces. On voit, sur la partie du morceau conservé entier, que ces vésicules sont dirigés vers le centre de chaque lobule. En répétant cette expérience assez de fois, on trouve des bouts de canaux formés par une membrane simple comme les autres canaux sécréteurs. Enfin, en déchirant la glande, et en raclant la surface de la déchirure, on se procure des débris, au moyen desquels cette analyse devient quelquefois bien facile : car, non-seulement on sépare, alors, de nombreuses vésicules ; mais on détache aussi de très-petits lambeaux sur les bords desquels on voit des groupes de ces petits organes, conservant tous leurs rapports, comme dans celui de la figure 99. On ne peut plus douter, alors, que la mamelle ne se compose de vésicules ouvertes dans des canaux sécréteurs ramifiés.

Ces vésicules doivent leur couleur à la matière qu'elles contiennent, et qui est jaune dans la vache, moins foncée dans la femme, et blanche dans la brebis. Cette matière se divise difficilement dans l'eau ; mais se dissout, en très-grande partie, au moins, dans l'essence de térébenthine, l'éther et l'alcool. Lorsqu'on abandonne un morceau de pis de vache dans un lieu sec et chaud, la membrane des vésicules se durcit et se resserre ; tandis que la matière qu'elles contiennent se liquéfie, et exsude autour du morceau. Il prend alors une odeur de beurre rance ; il tache le papier, comme la graisse : on peut lui retrouver toutes les propriétés de cet élément du lait.

On peut trouver les preuves de cette structure de la mamelle, en suivant son développement dans l'embryon. Elle commence par des vésicules moins grosses que celles des salivaires, terminant des canaux très-nombreux, remarquables par leur grosseur et plus encore par l'inégalité de leur calibre. Ils sont, comme dans les autres glandes, formés d'une membrane, simple, plissée de la même manière. Plus tard, ils s'enveloppent aussi de la cellulosité : mais, nulle part, cette matière élémentaire n'est aussi serrée que dans la mamelle : aussi cet organe peut se gonfler beaucoup, comme on le voit dans les ruminants. Elle varie en élasticité, dans les espèces et dans les individus : c'est pour cela que les femelles, qui ont les chairs molles, conservent, après l'allaitement, des mamelles plus grosses que celles dont la cellulosité est ferme et contient peu de fluides.

Mamelon. — Le mamelon est composé de cellulosité, disposée d'une manière analogue à celle qui forme le derme ; ses parties compactes sont très-nombreuses et très-serrées. Elles constituent, dans le trayon de la vache, des cordons presque tendineux, qui tracent un réseau très-fort, à la surface du conduit unique, qui le traverse. Cette structure rend bien raison de la grande élasticité et de la force de cet organe. Le mamelon de la femme a, en petit, la même disposition : mais ses canaux sont multipliés. Ils sont, comme celui du trayon, tous entourés d'un réseau de cordons de cellulosité condensée : ce qui le rend, comme lui, susceptible de se gonfler par l'accumulation des fluides dans les cellules qu'ils déploient.

FOIE.

Il n'est peut-être pas un anatomiste qui, armant son œil du microscope, pour rechercher la contexture des glandes, n'ait commencé par examiner le foie. Il semble que ce gros organe doit avoir des éléments plus volumineux que ceux des autres. D'ailleurs, son importance dans l'économie, conduit tout naturellement le physiologiste et le médecin à lui appliquer tous les moyens de recherche, dès qu'ils peuvent en espérer quelqu'éclaircissement sur ses fonctions et ses maladies. Le foie est la première glande que j'ai étudiée aussi; mais c'est la dernière dont j'ai connu la structure.

J'ai longtemps cru que le foie était celluleux : mais en variant de mille manières, mes expériences sur toutes sortes d'animaux, je retrouvais toujours des résultats qui ne pouvaient me permettre de regarder cela comme certain. En effet, lorsqu'on soumet à des grossissements un peu considérables, des tranches de foie bien coupées en plusieurs sens; on trouve toujours les cellules, circonscrites dans un lobule, sensiblement égales entre elles; ce qui commence à les différencier de celles de la graisse ou de la cellulosité générale. Avec un peu d'attention, on voit qu'elles ne sont pas sphériques et que leur plus grand diamètre a une direction constante. En répétant les coupes de manière à prendre les tranches autour du centre du même lobule, on s'assure aisément que ce diamètre est dirigé de la circonférence à ce centre. Je conclus de ces observations, que le foie doit être une glande composée de vésicules, comme le pancréas, et les salivaires. J'en acquis la preuve par l'expérience suivante : je râtissai la surface de déchirures faites à des foies de bœufs, de moutons, d'hommes, etc. et je trouvai la raclure composée d'une innombrable quantité de vésicules semblables à celles de la fig 99; mais plus ou moins allongées, suivant les espèces d'animaux. Elles sont très-petites et percées d'une ouverture *o-o*, fig. 100, dont les bords sont déchirés. Elles sont formées, comme celles des autres glandes, d'une membrane mince, mais dont la plissure est rendue confuse par les matières qu'elles contiennent. Ces matières consistent en granulations arrondies, assez uniformes, que l'on voit flotter dans le liquide. On les voit aussi quelqu fois fort bien dans l'intérieur de vésicules, fig. 101, que la dent de l'in trument a entamées sans les vider. Elles sont, en effet, liées par u matière très-peu soluble dans l'eau, mais qui l'est beaucoup plus da l'huile, l'éther, l'alcool et l'essence de térébentine. Cette observati m'a conduit à essayer de débarrasser les vésicules de leur contenu, laissant des morceaux de foie tremper dans ces liquides, penda quelques heures. Elles se sont en effet vidées, mais en se rétractant point qu'elles avaient perdu leur forme. D'autres fois, dans des la beaux de foie de bœuf, abandonnés sous l'huile entre les plaques porte-objet, j'ai trouvé les vésicules gonflées telles que les représente fig. 100. Leur plissure était effacée, et leur surface ne présentait p que les vestiges des godets circulaires qui deviennent les polygones d membranes, ou bien le relief des granulations qu'elles renfermaie Je ne sais si le succès de cette expérience dépend de l'âge ou de santé de l'animal, ou enfin de la fraîcheur des pièces, mais je n jamais pu produire cette réplétion des vésicules quand je l'ai voulu.

Pendant cet examen, on trouve des groupes de vésicules dont ouvertures sont toutes dirigées dans le même sens. On voit bien, da la fig. 100, que si la compression des plaques du porte-objet n'av dérangé les vésicules de celui qui a servi de modèle, leur plus gra diamètre aurait été dirigé vers un même point. On rencontre enco dans le champ de l'instrument, des bouts de tubes simples, quelquefo ramifiés, que l'on reconnaît pour des canaux sécréteurs à leur plissu polygonale absolument pareille à celle des canaux des autres glandes. S dans les tranches bien faites des lobules, la coupe tombe à être parallè à l'axe du canal, on suit bien deux trois et même quatre de ses division si la coupe est transversale à l'axe, on ne voit que la lumière du condu

Il résulte de ce que je viens de dire, que le foie, composé comr les autres glandes, de canaux terminés par des vésicules, doit se dév lopper de la même manière qu'elles. La cellulosité qui environne s éléments, dans le commencement de la vie, renforce les canaux à m sure que l'embryon s'accroît; mais les vésicules la repoussent en multipliant comme le font celles du poumon ; et les conduits sécréteu des lobules n'ont point de renfort celluleux. L'enveloppe de la glan les empêche aussi de s'allonger et ils se contournent comme les divisio bronchiques. Enveloppés dans la masse celluleuse avec les vaisseau ils les suivent jusqu'à l'origine des lobules autour desquels les vai seaux vont se diviser.

J'aurais voulu, pour dernière preuve de cette structure de foie, suivre ce développement, comme je l'ai fait pour les autres glandes: mais je n'ai pu y parvenir. C'est avec beaucoup de peine que j'ai vu les vésicules du foie des jeunes embryons assez pour en constater la grosseur relative: ses fonctions commencent si tôt, que je ne l'ai jamais trouvé assez transparent pour en voir un lobule dans toutes ses parties à la fois.

ŒIL.

La nécessité des comparaisons m'a fait séparer l'article de la rétine et celui de la sclérotique de ce chapitre, que je place, lui-même, ici, pour le même motif. La délicatesse des parties de l'œil rend les expériences difficiles : le lecteur, familiarisé avec l'étude de celles auxquelles il faut les comparer, surmontera plutôt ces difficultés, et me pardonnera, j'y compte, d'avoir renvoyé, à la fin de ce livre, ce chapitre, composé d'articles, qui auraient été plus méthodiquement placés ailleurs.

Cornée. — La cornée se compose de lames bien plus nombreuses, que ne le disent nos livres d'anatomie. Elle se divise, assez facilement, en un nombre de couches à peu près égal à celui qu'ils indiquent: mais, dans les coupes perpendiculaires à sa surface, on voit bien que ces couches se subdivisent en une grande quantité de lames très-minces. Ce nombre m'a paru varier dans les différentes espèces d'animaux.

Cette membrane a été rangée dans la catégorie des organes fibreux; et les micrographes lui ont trouvé des fibres. Si on soumet, en effet, au microscope dioptrique, un morceau un peu épais de cornée d'un grand animal, ou une partie de celle d'un très-petit dans toute son épaisseur; elle paraît formée d'un tissu régulier de fibres entrecroisées à angle droit, surtout si elle est un peu comprimée. En examinant, ensuite, les mêmes pièces, avec un microscope solaire, on verra que ce que l'on a pris pour des fibres, pourrait bien n'être que des plis. On s'en assurera, en déchirant les morceaux avec des aiguilles, parce qu'alors les lambeaux les plus minces, roulés sur eux-mêmes, seront inégaux et diversement pliés; et leurs plis auront suivi la direction des mouvements des aiguilles: enfin, en raclant la cornée, avec un scalpel, on la décomposera en lames minces, fermes, transparentes et d'une homogénéité parfaite.

On pourrait croire que ces lames n'existent pas dans la cornée, et que le scalpel les fait : si leur épaisseur constante, ne prouvait pas assez qu'elles ne sont pas produites par l'instrument, l'expérience suivante pourrait, je crois, lever tous les doutes. Coupez, avec un bon scalpel, une tranche assez mince, dans la cornée d'un lapin récemment sacrifié, et soumettez-la au microscope solaire. Après avoir ajusté l'instrument, disposez les verres éclairants de manière à chauffer le porte-objet : vous verrez la chaleur faire plisser inégalement, et glisser, les unes sur les autres, les lames qui composent le morceau.

La surface concave de la cornée est tapissée par une membrane mince ; très-fortement plissée en polygones, semblable à celle qui recouvre sa surface extérieure ; et pareille à celles qui composent les appareils sécréteurs, fig. 40. On en obtient de beaux lambeaux, en raclant cette membrane.

Choroïde. — La choroïde est assez facile à décomposer en trois couches, dans tous les vertébrés; mais c'est celle des oiseaux qu'il faut prendre ; pour en commencer l'étude. Celle des mammifères, est, au contraire, la dernière que l'on doive analyser.

Je commence par la dépouiller, dans l'eau salée, au moyen d'un pinceau à miniature, des deux couches de matière noire qui la couvrent. Soumise, alors, au microscope; elle est réduite à une lame sans couleur, finement plissée et très-transparente, fig. 102, sur laquelle rampent les vaisseaux reconnaissables aux globules qu'ils contiennent. Elle varie de consistance et d'épaisseur, selon les espèces. Elle constitue le peigne des oiseaux, dans lequel elle est très-ferme et pliée en éventail. Cette lame s'attache autour de l'anneau ciliaire; se fronce, pour remplir l'espace, qui sépare cet anneau du crystallin, et forme les procès ciliaires. La figure 103, représente ses replis, dépouillés de leurs couches colorées, dans un jeune pigeon. Si quelque hasard a fait rencontrer ces plis sur le champ rétréci du microscope dioptrique, tels qu'ils sont dans cette figure, il n'est pas étonnant que quelqu'un les ait regardés comme musculaires. Ils sont assez ronds pour figurer des cordons de muscles, et sont annelés comme eux. Cette disposition se rencontre souvent dans les membranes délicates de l'œil; elles se rident très-régulièrement, pour peu qu'elles sèchent ou puissent se rétracter, par quelqu'autre cause. Mais la compression des plaques étend ces rides, ou les aiguilles en changent la forme. Enfin, en répétant les expériences assez de fois, on constatera toujours leur homogénéité parfaite, et d'autant mieux que l'animal sera plus âgé.

Lorsque l'on enlève, comme je viens de l'indiquer, les couches colorées de la choroïde; et que l'on soumet, au microscope, ce que l'on a détaché : on trouve les lambeaux d'une membrane mince, sans couleur, finement plissée, sur laquelle restent attachées des petits ovoïdes noires, fig. 104. Ce sont des vésicules, qui contiennent la matière colorante : car on en voit flotter des myriades dans le liquide, et on peut s'assurer de leur structure. Elles ont souvent des facettes, parce que leur compression mutuelle leur donne cette forme. La matière, qu'elles contiennent, n'est pas d'un noir pur; elle est mêlée de rouge. Elle consiste en globules sphériques assez réguliers, beaucoup plus petits que ceux du sang, liés en pâte molle par un liquide très-soluble dans l'eau. Dans le lapin albinos, ces globules sont rouges. Chez la plupart des mammifères, ces vésicules sont d'une telle mollesse, qu'elles ne peuvent conserver leur forme et qu'elles se vident presque toujours, déchirées par les pinceaux les plus doux. Cependant je les ai trouvées et étudiées quelquefois aussi facilement dans des yeux du bœuf, que dans ceux des oiseaux. Lorsqu'elles sont vides, leur transparence les dérobe à la vue; mais on peut les voir, en les poursuivant dans les endroits du champ de l'instrument ou le pigment, au milieu duquel elles flottent, peut leur servir de fond. On les y aperçoit sous la forme de petites poires, d'une mollesse égale à leur transparence. Leur insertion est marquée par un cercle, noir, plus ou moins déchiré. Ces petits organes se voyent très-bien dans l'embryon très-jeune, parce qu'ils sont relativement très-gros et que l'on n'a pas besoin d'isoler la membrane pour les examiner.

Chez les poissons, la matière colorée de la choroïde n'est pas contenue dans des vésicules en forme de poires; mais dans des cylindres, qui sont encore implantés sur une membrane mince et transparente, dont ils font un véritable velours.

Le tapis ne doit ses brillantes couleurs ni à une matière colorante spéciale, ni à un système d'organes particuliers. Les vésicules de matière colorée, y sont d'autant moins nombreuses, qu'on l'examine plus près de son milieu. Son aspect nacré est dû à l'arrangement des parties, comme celui des tendons et de toutes les parties celluleuses compactes. L'œil du mouton est assez commode pour cette recherche. Il faut soulever, avec la pointe d'une lancette, un lambeau de la couche superficielle de la choroïde, au milieu du tapis; le couper avec des ciseaux, et, ensuite, le soumettre au microscope solaire, en le comprimant fort peu. Ce lambeau paraîtra, sur l'écran, jaune en certaines parties, et violet dans d'autres. Ces couleurs sont très-intenses, et ont la vivacité de celles qui résultent de la décomposition d'un rayon solaire, par le prisme. Mais, à mesure que la chaleur fait rétracter la pièce, le violet disparaît, remplacé par le jaune, qui ne tarde pas à perdre de son intensité et de sa vivacité. Plus le morceau est mince, plus ces couleurs sont pâles. On pourrait croire que la lumière a détruit un principe colorant; mais il est aisé de prouver qu'il n'en n'est pas ainsi, en serrant un peu les plaques du porte-objet : car, alors, la couleur dure autant que l'expérience. Quand le porte-objet est en verre, ou que le lambeau a une épaisseur très-inégale, on voit les couleurs se foncer, diminuer ou se détruire, selon les places; c'est-à-dire, suivant que la rétraction allonge ou resserre les parties de la tranche.

Iris. — Je n'ai pu connaître la structure de l'iris qu'après bien des peines, parce que je ne me suis aperçu, que très-tard de l'avantage qu'il y a à commencer par celui des oiseaux. Toujours frappé de la résistance que l'iris offre aux ciseaux, malgré sa délicatesse, je ne pouvais admettre qu'il fût simplement cellulaire et vasculaire. Cette remarque a entretenu mes doutes jusqu'à ce que je sois parvenu à séparer chacun des éléments de cette membrane.

Pour cela, je coupe sur un œil d'oiseau, un segment du globe, qui comprenne la cornée et la partie de la sclérotique donnant attache à l'anneau ciliaire. L'iris étant laissé en place, je dépouille la partie postérieure de cette membrane de sa couche colorée, en la frottant dans l'eau, avec un pinceau à miniature. Je coupe ensuite avec des ciseaux fins, un lambeau mince, à l'endroit où l'iris s'insère à l'anneau ciliaire, je débarrasse sa surface antérieure de la couche colorée, et je le soumets au microscope solaire. Cet instrument fait voir l'iris renfermant deux muscles superposés, bien distincts, consistant en cordons annelés, et par conséquent, semblables à ceux des organes des mouvements volontaires, quoique sensiblement plus petits. Les cordons du muscle antérieur sont circulaires et concentriques à la pupille. Ils sont, dans l'autre, disposés suivant les rayons de l'iris, et n'ont pas tous la même longueur. Les uns vont jusqu'au bord de la pupille; les autres descendent à des hauteures différentes, pour couvrir toute l'aire du diaphragme de l'œil. Le muscle antérieur ou orbiculaire n'a qu'une seule couche de cordons; le muscle radié en a plusieurs; une de toute la grandeur de l'iris, et une ou plusieurs autres beaucoup plus courtes, autour de son insertion à l'anneau ciliaire.

L'existence des muscles de l'iris est très-difficile à constater dans les mammifères, parce qu'ils sont semblables à ceux des organes soustraits à l'empire de la volonté. Pour les trouver, il est avantageux de soumettre un œil de lapin, tué dans un lieu éclairé, aux expériences que je viens d'indiquer. Le microscope dioptrique, lorsque la pièce reçoit la lumière au-dessous et au-dessus en même temps, fait apercevoir la disposition fasciculée des muscles; et le microscope solaire en montre assez bien les cordons dans leurs détails.

La couche colorée de la choroïde s'étend sur la surface postérieure de l'iris: Mais la couche antérieure est bien différente de celle-ci; car ce diaphragme doit la couleur, qui le caractérise, à un appareil particulier. C'est encore dans l'œil des oiseaux, qu'il faut rechercher la structure et l'arrangement de ces organes, que leurs couleurs vives permettent de distinguer de toutes les autres parties. Il est bon que l'oiseau choisi vieux, soit tué peu avant les expériences: la couleur jaune, si vive, de l'iris du coq, le rend très-propre à cette recherche. Pour la faire; détachez, avec beaucoup de soin, l'iris dans l'eau en évitant de le tirailler; dépouillez-le, avec beaucoup d'attention, de sa couche postérieure et soumettez-en des lambeaux au microscope solaire: vous trouverez leur surface antérieure couverte d'une couche de filaments jaunes, parallèles, concentriques à la pupille, bien égaux entre eux: leur surface est finement grenue quelquefois ayant des plis linéaires; plus rarement encore plissée en polygones. Si on comprime un peu la pièce, il sort, par les extrémités de ces filaments, un liquide d'un beau jaune, peu divisible dans l'eau. Ce sont donc des tubes qui contiennent une matière colorante. Ils se plient en zig-zag ou s'étendent, suivant les mouvements de l'iris. On verra, en effet, dans les morceaux qui auront été heureusement taillés et placés sur le porte-objet, que les tubes sont repliés de manière à former des espèces de papilles; qui sont souvent bien visibles sur les bords du lambeau, où la compression les rabat. J'en ai quelquefois vu de très-grosses sur le bord pupillaire des iris de canard, d'oie et de dindon.

Il est beaucoup plus dificile de trouver ces tubes sur l'iris des mammifères, parceque la couleur du fluide qu'ils contiennent, analogue à celle de la choroïde, donne aux morceaux, une opacité fort gênante, et fait confondre leurs parties. Cependant lorsque l'on a reconnu dans l'iris des oiseaux, ce que l'on veut rechercher dans celui des mammifères, on parvient toujours à en constater l'existence et la disposition. Dans les yeux de l'homme, la couleur du fluide, que contiennent les tubes de l'iris, passe par toutes les nuances du brun, depuis la teinte bistre plus foncée, jusqu'à la plus claire; de sorte que ce liquide est sen blement incolore dans les yeux bleus. L'iris doit alors sa couleur mélange du rouge du sang, du blanc de la cellulosité et du noir l'uvée: la prédominance du blanc ou du noir, donne à ce diaphrag une teinte grise ou un bleu plus ou moins foncé. Lorsque la coule du fluide des tubes commence à contribuer à la coloration de la me brane, celle-ci devient d'un vert plus ou moins jaune; puis le br domine graduellement, jusqu'à ce que cette couleur couvre les autre

Dans les animaux d'une certaine grosseur, on trouve que l'anne ciliaire est composé d'une cellulosité assez compacte, et arrang comme celle qui compose la sclérotique, dont il fait partie. Il reç toujours l'insertion de l'iris quand il existe.

Corps vitré. — Une expérience, faite dans un autre but, m'a f voir, à l'œil nu, les cloisons du corps vitré. J'avais enlevé, à la sclér tique d'un œil de cheval, et près du nerf optique, un morceau car d'environ 5 a 6 millimètres de côté. Je cherchais à y saisir les modi cations, que peut subir la forme de l'image d'une flamme de chandell par suite du changement de forme de l'œil : j'avais pour cela, fait éco ler une partie de l'humeur vitrée, par une piqûre à la membrane hy loïde. La lumière de la chandelle me fit voir, très-clairement, c cloisons dirigées en tous sens; renfermant des espaces inégaux, do la forme ne m'a pas paru déterminable.

Le microscope m'a ensuite assez facilement fait connaître la natu de ces cloisons. Je coupe, pour cette étude, un morceau du cor vitré d'un mammifère ou d'un oiseau; je le vide de l'humeur qu contient, en le foulant doucement, sur le porte-objet, avec un pince à miniature. Je le soumets au microscope solaire, qui montre ses clo sons formées par une membrane d'une homogénéité complète. Tout sont garnies de taches ovales, environnées d'un bourrelet, comme cel que j'ai décrites sur les gaînes des muscles : seraient-ce des ouvertur de communication entre les loges du corps vitré? ou bien ne seraie elles que le vestige de la plissure des membranes minces, fig. 39?

Crystallin. — Lorsque l'on soumet au microscope, des morceaux crystallin de mammifères ou d'oiseaux adultes, on voit que ses él ments, confondus avec un liquide épais et collant, forment une pâte da laquelle on distingue à peine quelques fragments de parties solides. (peut prendre ces lambeaux pour des membranes plissées, ou pour d paquets de fibres, sans que rien puisse aider à expliquer ces app rences. La compression, si utile pour l'examen de beaucoup d'autres parties, augmente nécessairement cette confusion. Aussi, quoique la transparence du crystallin semble le rendre susceptible d'être soumis à tous les microscopes, sa structure est encore à déterminer. La congélation ne m'a pas aidé non plus dans cette détermination: j'y suis arrivé d'une manière particulière. Je m'étais aperçu que le liquide, qui entre, pour une si grande quantité, dans la composition de cette lentille, perd sa fluidité, avec l'âge des animaux, je pensai donc à soumettre, au microscope, des crystallins de fœtus. Je choisis encore ceux des oiseaux, à cause de la fermeté des parties de leurs yeux et de la petitesse de ceux de certaines espèces, qui permet de voir tout l'organe dans le champ large du microscope solaire. Cet instrument m'a alors montré, avec la plus grande clarté, le crystallin de fœtus de verdiers, de moineaux, etc, composé de filaments d'un diamètre égal; dirigés du centre à la circonférence, où ils se replient et descendent jusqu'à une certaine longueur du rayon; d'où ils remontent pour se replier de nouveau, en continuant ainsi sans qu'on puisse les voir commencer ni finir.

Lorsque l'on comprime la pièce pour en exprimer le liquide, on voit les filaments rompus laisser couler un fluide visqueux, gris, transparent, très-difficilement miscible à l'eau. Si on carde le morceau avec une pincée d'aiguilles fines, on voit flotter dans l'eau, un grand nombre de ces filaments, que l'ont peut vider de leur contenu, par le moyen de la chaleur de l'instrument. Il est donc évident que le crystallin est composé de tubes.

La membrane constituante de ces tubes est plissée en long; c'est pour cela, sans doute qu'on a cru le crystallin tissu de fibres. Pendant que la chaleur fait vider les tubes, les plis longitudinaux disparaissent, leur membrane devient grenue et prend une couleur jaune, analogue à celle que les tendons acquièrent en se séchant.

Lorsqu'on laisse des morceaux de crystallin dans l'eau, au foyer de l'instrument, sans les chauffer; les tubes se vident en partie du fluide qu'ils contiennent, et se remplissent, en même temps, de celui dans lequel ils sont plongés; si ce liquide est salin ou acide, ils deviennent bientôt d'une opacité qui ne tarde pas à arrêter l'expérience.

Le fluide contenu dans les tubes du crystallin, peu divisible dans l'eau, l'est beaucoup dans l'huile, qui je crois, le dissout et peut aider ainsi à en constater la structure dans les différents animaux. On parviendra, par ce moyen, à s'assurer que cette lentille est composée de tubes dans les mammifères et l'homme ; mais on n'en peut p apercevoir la disposition, même dans leurs embryons. Aussi je n' rien trouvé qui puisse expliquer comment se forment les espèces lobes que les anatomistes ont remarqués dans cet organe. Rien ne pe faire supposer que les tubes s'ouvrent à son centre et on voit très-bi qu'ils ne s'ouvrent pas non plus à sa circonférence : il est donc extrêm ment probable qu'il est constitué par les replis d'un tube sans fin.

S'il est vrai que la substance des os n'est qu'une modification de cellulosité, la matière, pour constituer les parties organisées du cor animal, ne revêt pas un grand nombre de formes.

La première de ces formes, est la celluleuse, sous laquelle, el constitue une substance molle, élastique, très-poreuse et creusée loges sphériques, destinées, sans doute, à servir de réservoir à d fluides en combinaison. Toutes les variations de fonctions, dépendant de sa constitution celluleuse et de son élasticité, sont produites par l seules différences de sa compacité; différences si nombreuses, qu n'est pas de parties assez petites, pour être composées de cellulosi uniformément disposée. Mais, quelles sont les forces qui ont présidé cette disposition si compliquée? elle résulte très-probablement du d veloppement même des organes. Cette substance est, en effet, sens blement homogène, dans l'embryon; l'accroissement du poumon des glandes la repousse dans un sens et la tire dans un autre; chaq muscle en fait autant; le corps entier change de forme par l'allong ment de chaque pièce du squelette : la cellulosité se trouve ainsi tir ou épanouie en divers sens. Elle se développe et se nourrit en rempli sant les intervalles des organes; elle les enveloppe et les lie, toujou prête à céder, quand leurs mouvements l'exigent.

La seconde forme de la matière animale, est celle de membrane ; i étendue sur les surfaces de rapport, là roulée en canaux et en vés cules, elle compose un grand nombre d'organes. Elle est enco poreuse; elle est aussi élastique; la plissure, que les membran affectent toujours, ne permet pas d'en douter. Lorsqu'elles ont u certaine épaisseur, ou qu'elles sont accumulées, elles devienne blanches et nacrées, comme la cellulosité compacte; tandis qu'ell sont presque sans couleur, et transparentes, comme ses débris, quar elles sont minces. Elles ne diffèrent donc de la cellulosité que par la forme. Cette différence doit s'étendre à leurs fonctions, sans détruire, néanmoins, toute analogie entre elles. C'est par sa porosité, sans doute, que contribue aux actions organiques, cette matière membraneuse, exclusive aux appareils d'absorption d'exhalation et de sécrétion. Si son élasticité ne paraît servir qu'à la conservation des parties qu'elle constitue : ces demi-capsules, qu'elle porte toujours, ne peuvent être sans utilité pour les combinaisons des fluides, qui les accompagnent partout. Ces fluides, en effet, renfermés entre les deux feuillets de la peau ; coulant dans les vaisseaux ; ou séjournant dans les éléments des glandes, offrent, quelle que soit la différence de leur nature intime, deux caractères constants. Ils sont visqueux, puisqu'ils sont coagulables ; et ils contiennent des globules qui sont trop réguliers, pour résulter du refroidissement cadavérique. L'existence, si générale et si constante, dans tous les appareils sécrétoires des animaux, de ces liquides et de leurs globules, n'est-elle liée, en aucune manière, avec le mécanisme des sécrétions ?

Mais à quoi sert une enveloppe absorbante et exhalante autour des cordons des muscles soumis à la volonté ? pourquoi ceux qui n'obéissent pas à cette puissance, en sont-ils privés ? ne serait-ce pas parceque la composition des fluides, qui pénètrent ces organes, serait une des conditions de leur action ? Le soin, que la nature a pris, d'environner le cœur d'un réservoir, pourrait, au moins, le faire penser. Ces conditions ne doivent certainement pas être les mêmes pour les muscles des intestins, destinés à une action successive et uniforme, et pour ceux que la volonté doit trouver toujours prêts à agir. Les gaînes des muscles ne seraient-elles pas, alors, des réservoirs de fluides, dont elles auraient d'abord déterminé la composition ?

Les membranes sont aussi le seul élément solide des nerfs. Ces organes sont-ils donc le siége d'une exhalation et d'une absorption ? peut-il exister quelque rapport entre cette fonction du système nerveux et la production des forces, dont il est l'instrument ? Les nerfs paraissent réunir les conditions d'une absorption et d'une exhalation. Leurs fibres sont remplies par un liquide épais et visqueux ; ils sont, eux-mêmes, environnés de gaînes, qui accumulent autour d'eux, retiennent dans leur intérieur, des fluides séreux et ténus. La masse encéphalique est enveloppée d'un appareil membraneux, qui entretient autour d'elle, et dans ses cavités, un fluide très-abondant. Les troubles causés dans les effets des forces cérébro-nerveuses, par la soustraction ou l'altération de ce fluide, ne prouvent-elles pas év demment qu'il est pour quelque chose, dans la production de c forces ?

La matière organique compose la plus grande partie de la masse corps des vertébrés, sous une forme très-différente de celles dont viens de parler. Elle constitue des filaments toujours arrangés en tiss jouissant d'une élasticité semblable à celle de la gomme élastique ? cet disposition et cette élasticité la rendent seule propre à se contract sous l'influence des forces nerveuses. Les organes musculaires peuvent concourir qu'indirectement à l'assimilation, et ne sont p nécessaires à l'existence animale : aussi ne les trouve-t-on pas dans commencement de la vie des vertébrés. Serait-il trop hardi, de con clure, de là, que la substance musculaire est le produit d'une espè de sécrétion ? Les changements, que les muscles éprouvent dans l maladies, n'autorisent-ils cette conclusion en aucune manière ?

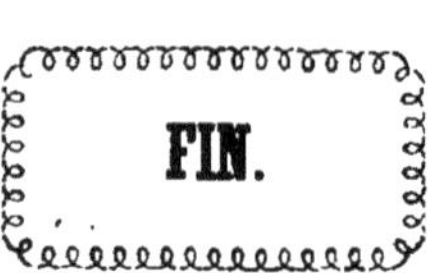

TABLE.

A.

C.

D.

E.

F.

G.

I.

L.

M.

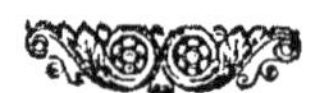

AMIENS. — IMP. DE LENOEL-HEROUART, RUE DE LA RÉPUBLIQUE, 10.

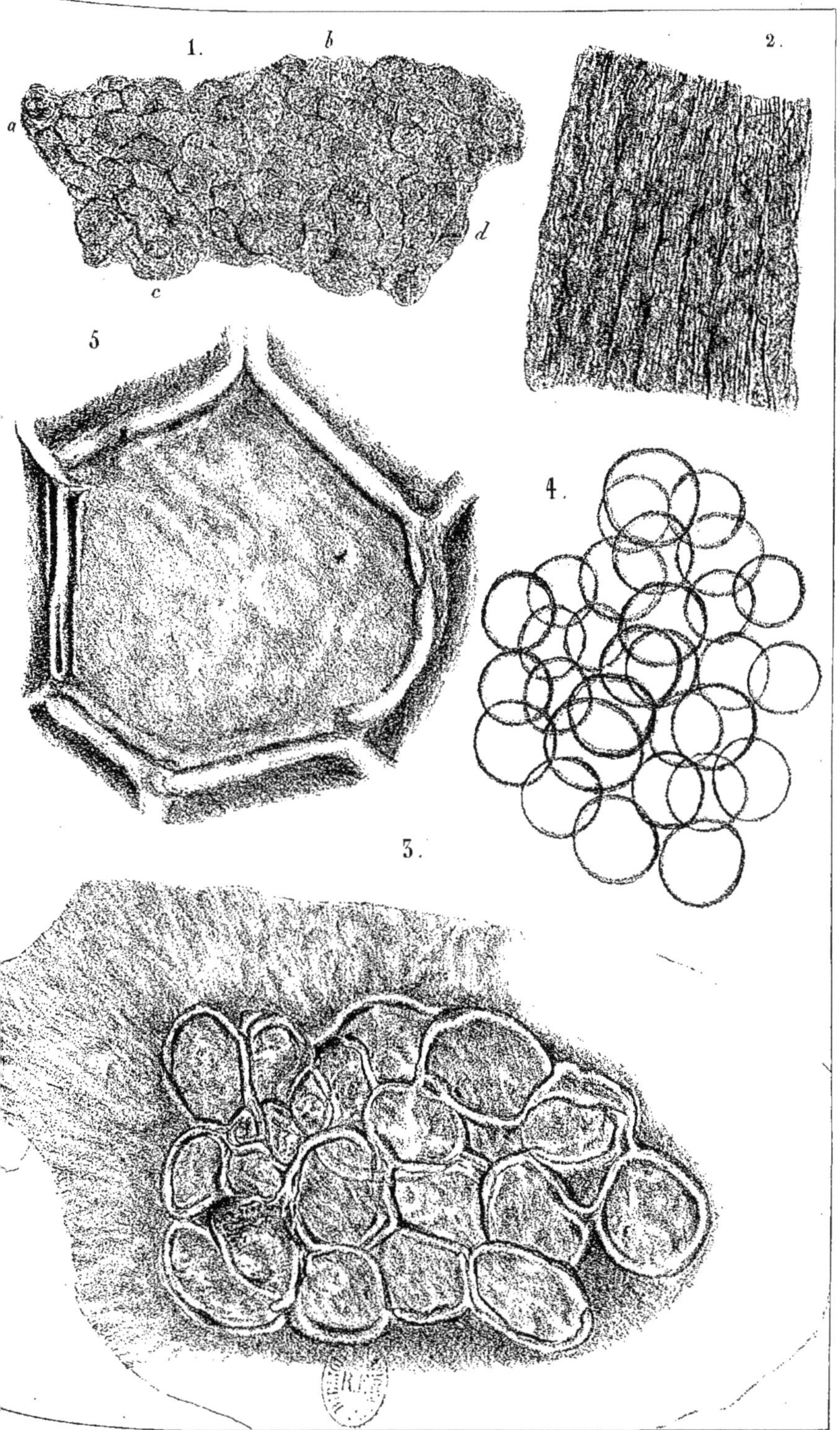
1.
a
b
c
d
2.
5
4.
3.

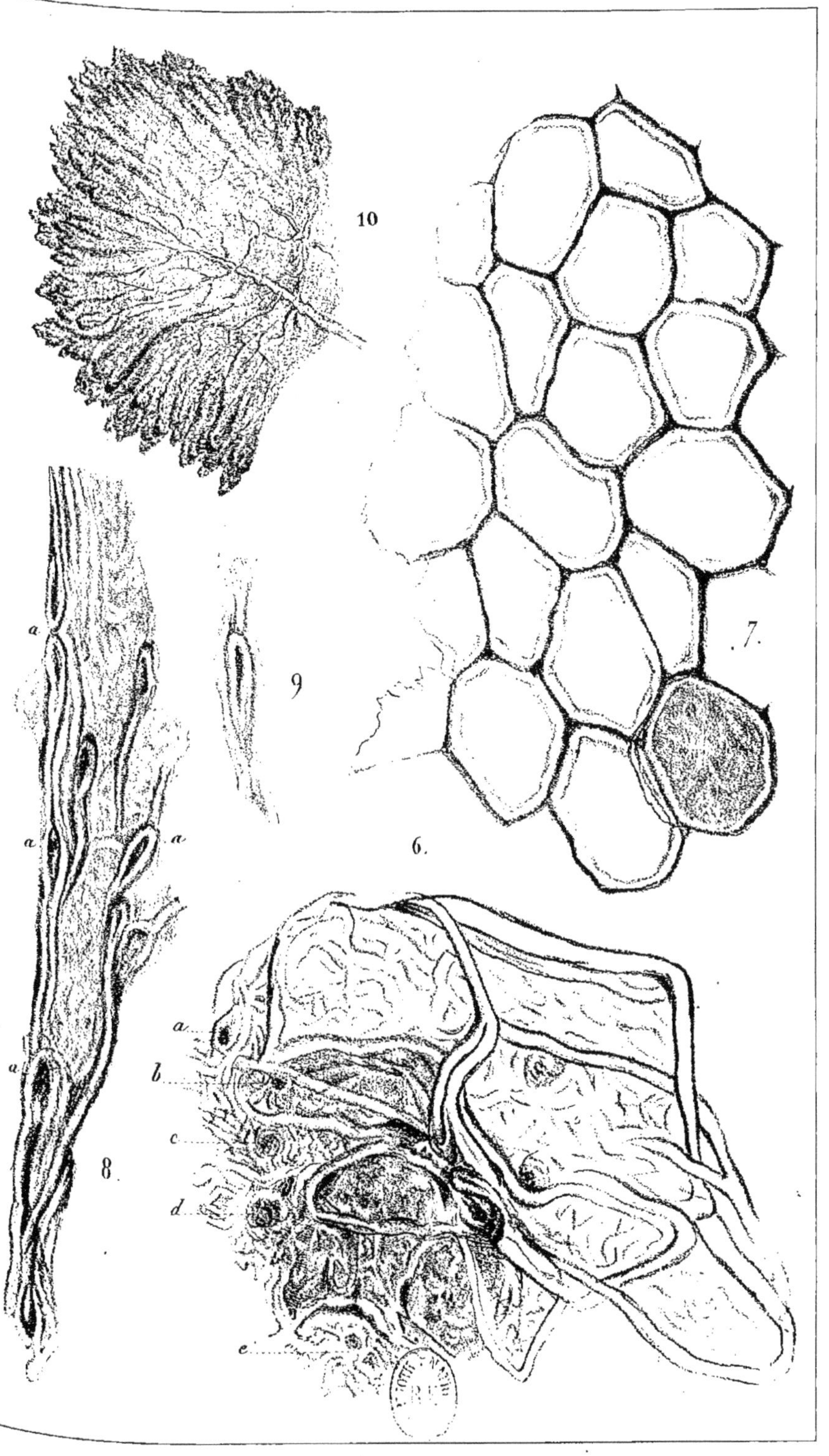
10
.7.
9
6.
a
a
a
a
8.
a
b
c
d
e

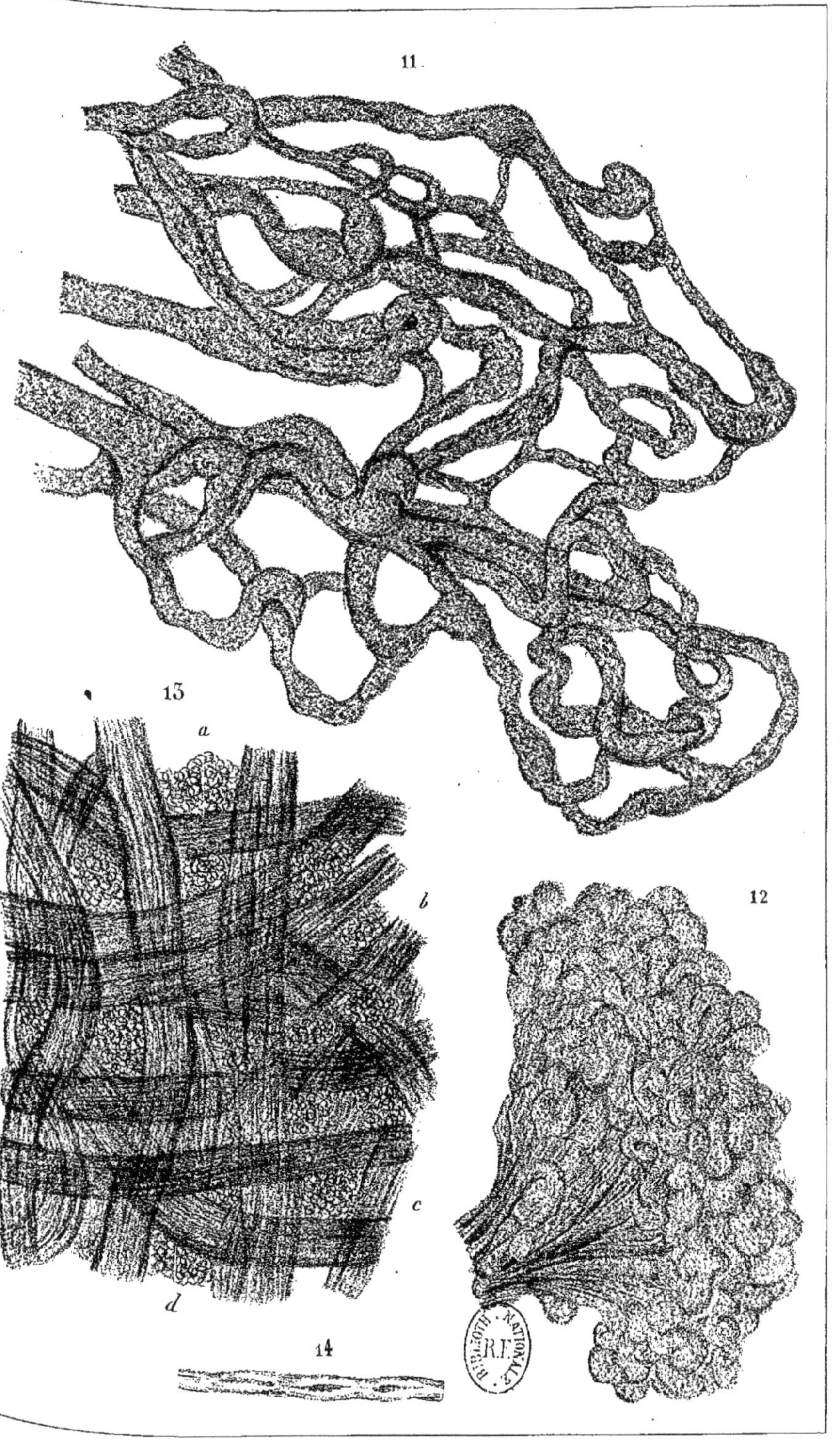
11.
13
a
b
c
d
12
14

15.

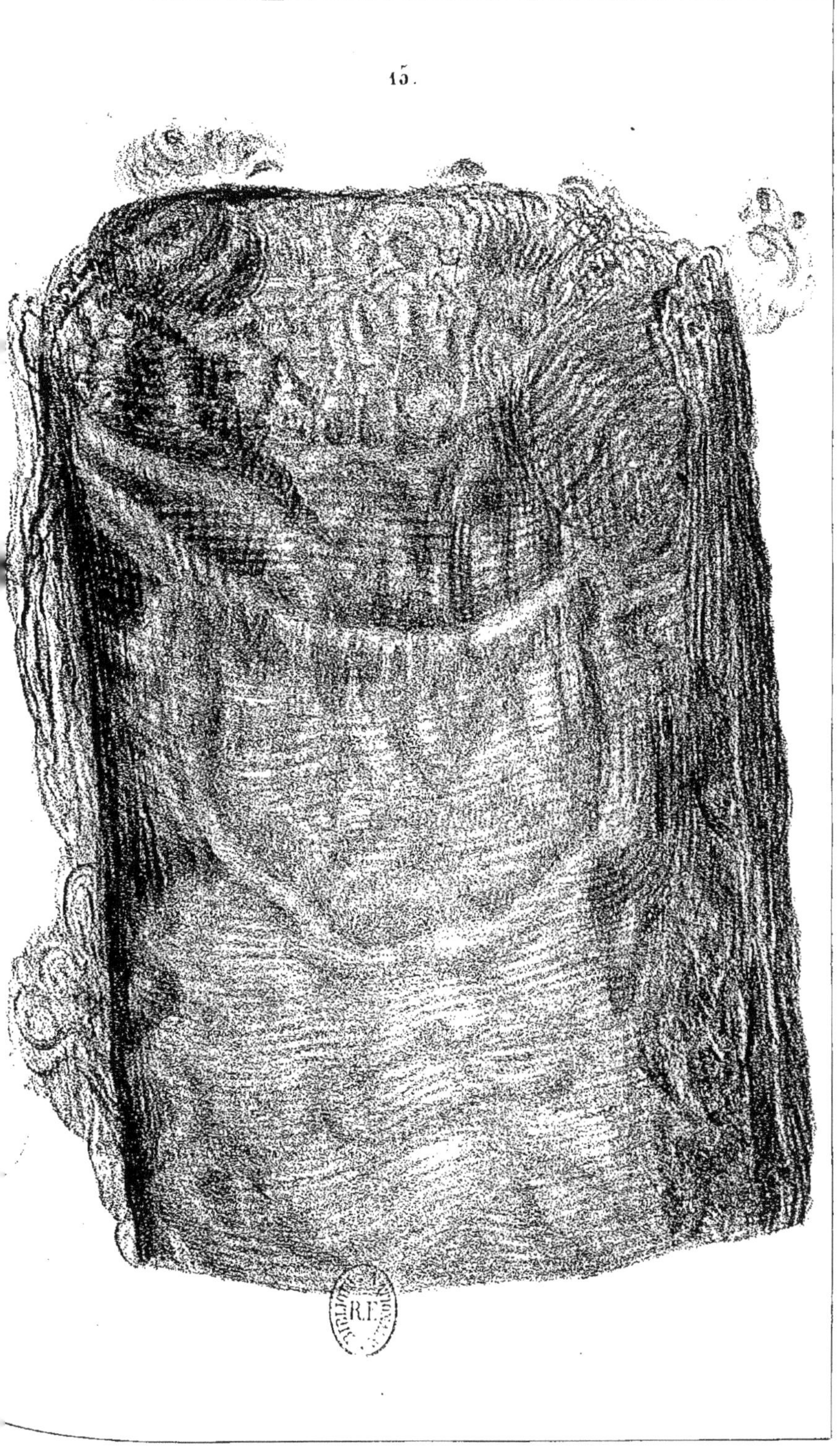

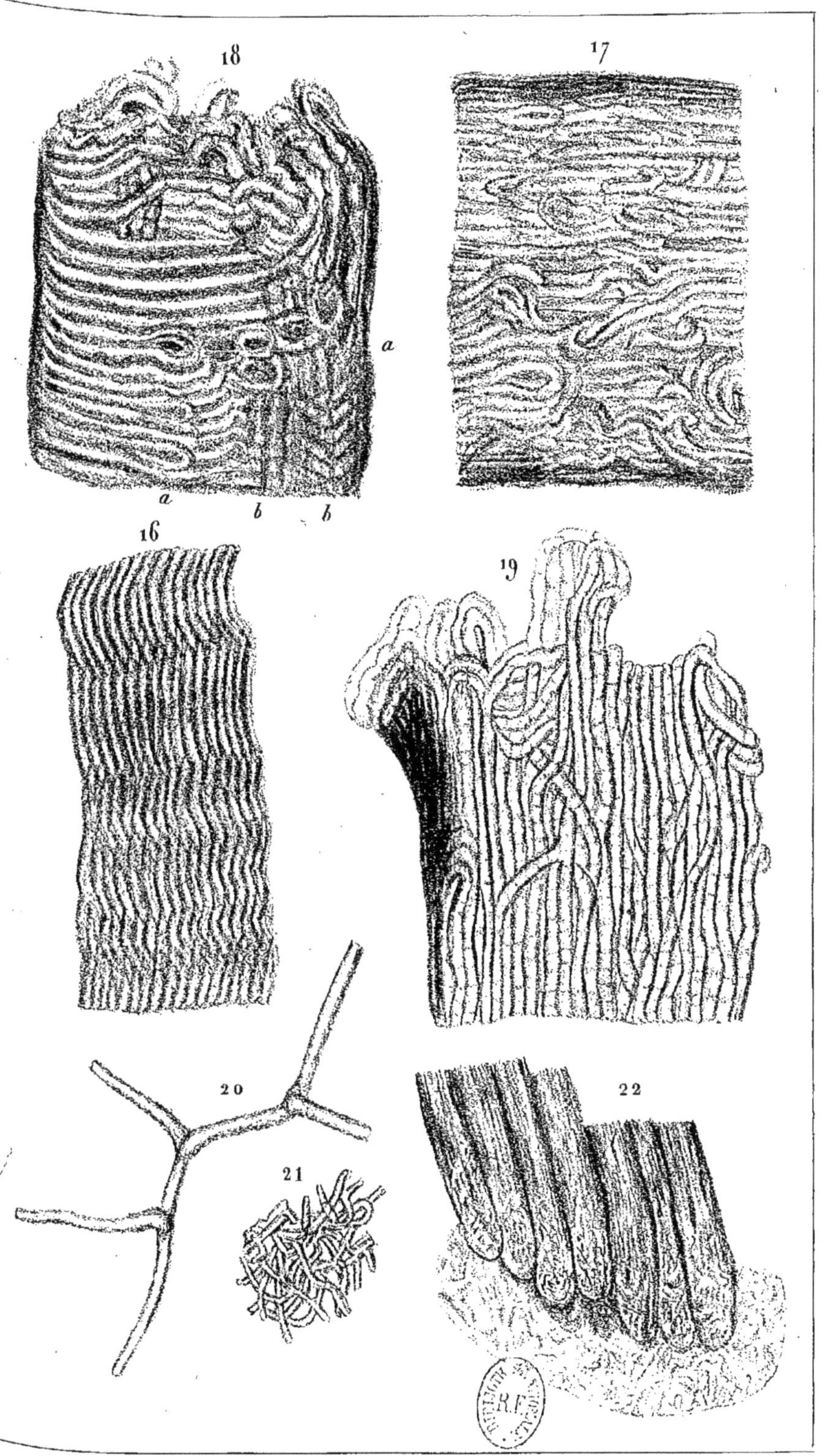
18
17
a
a
b
b
16
19
20
21
22

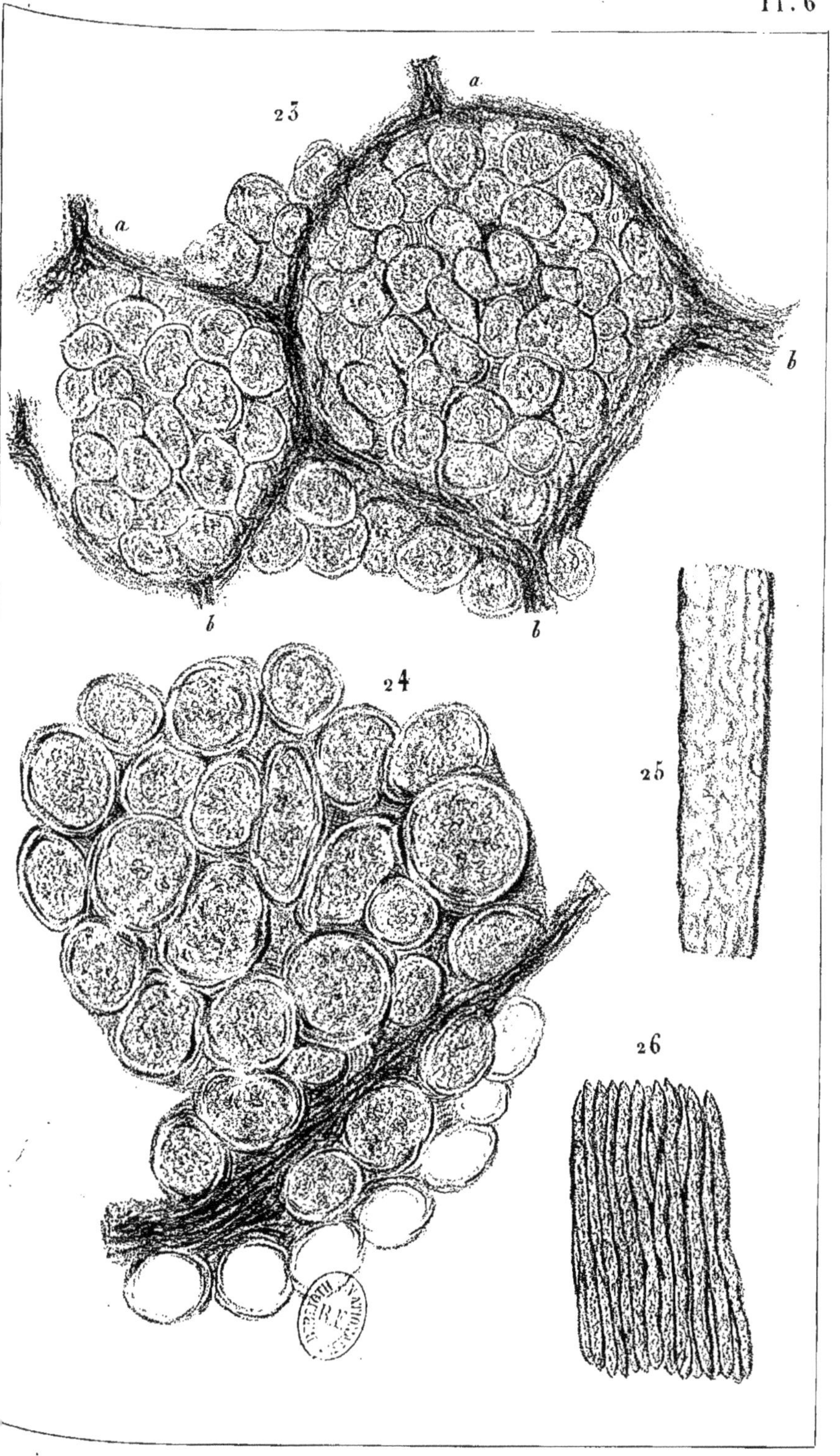
23
a
a
b
b
b
24
25
26

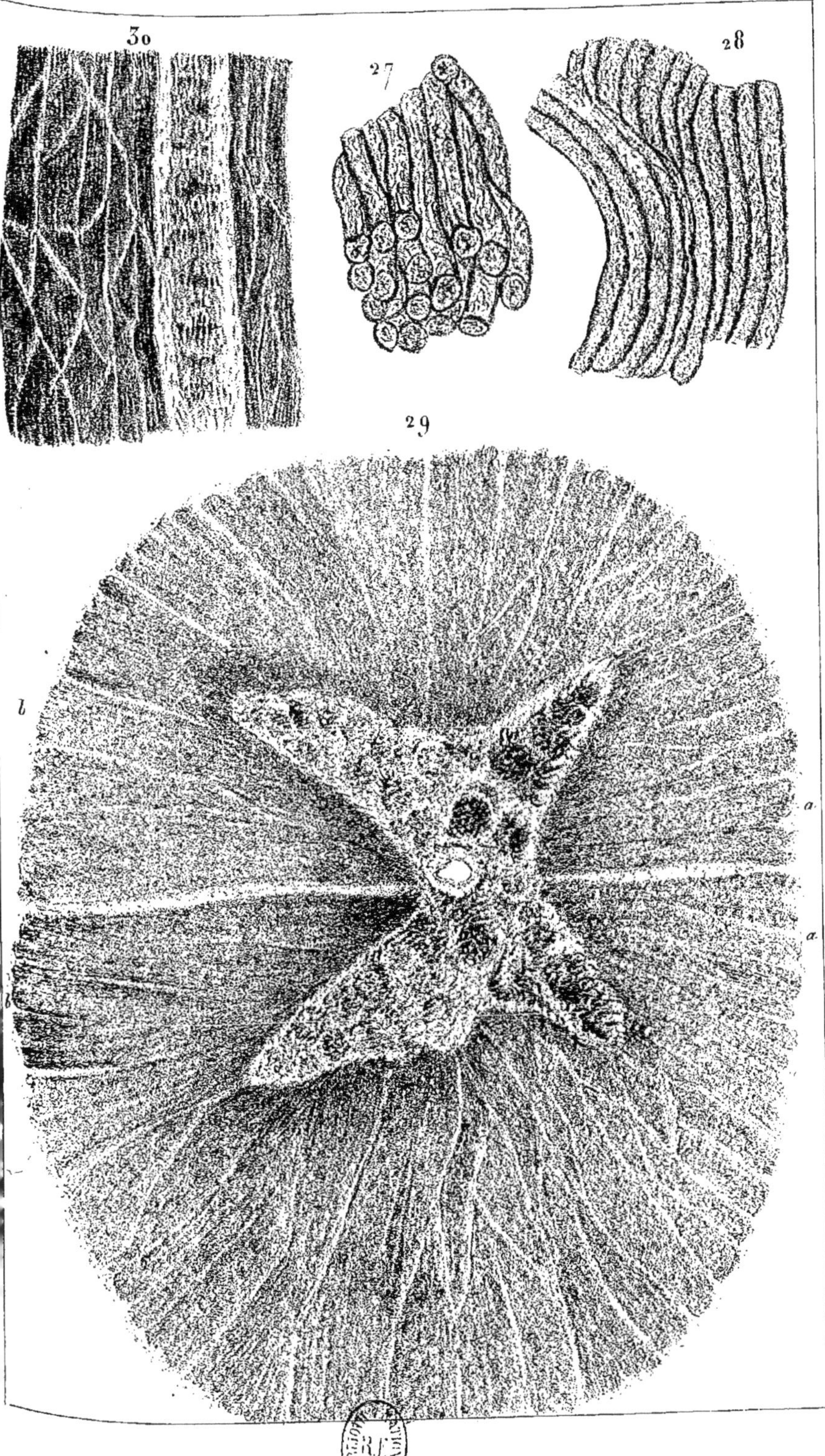
30
27
28
29
b
a
a
b

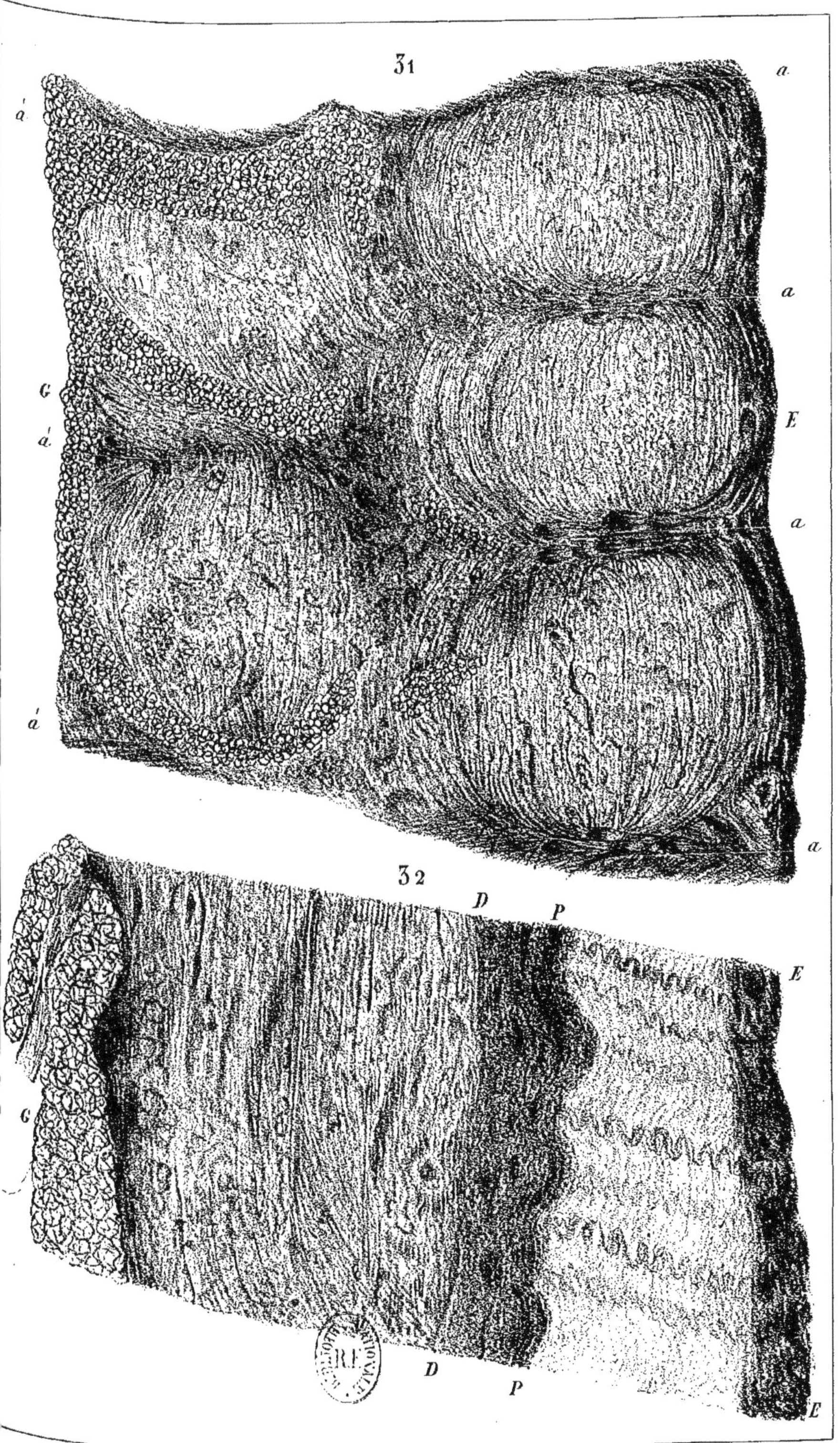
31
a
a'
a
G
a'
E
a
a'
a
32
D
P
E
G
D
P
E

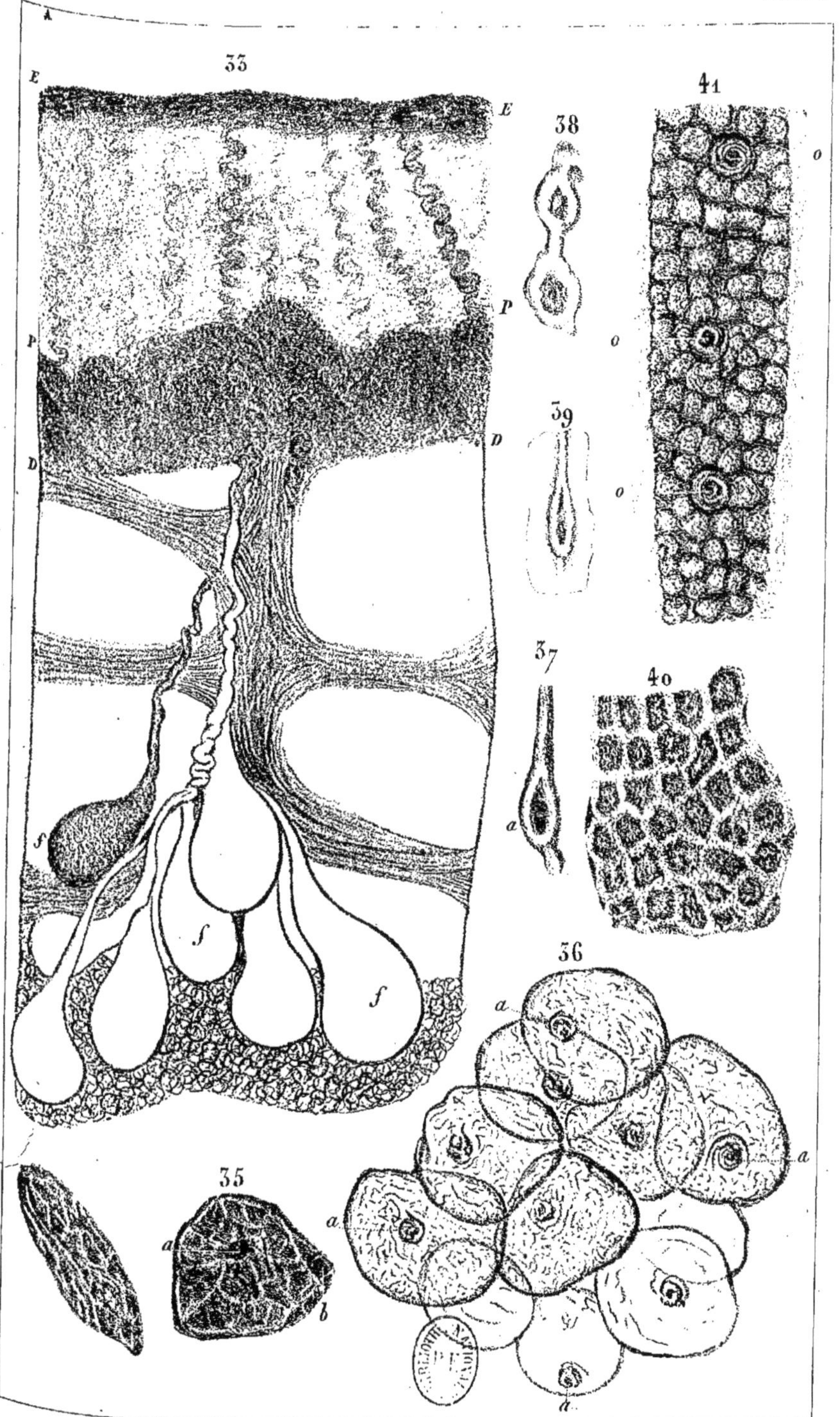
A
E
33
E
38
41
o
P
P
o
D
D
39
o
37
40
a
f
f
f
36
a
a
35
a
a
b
a

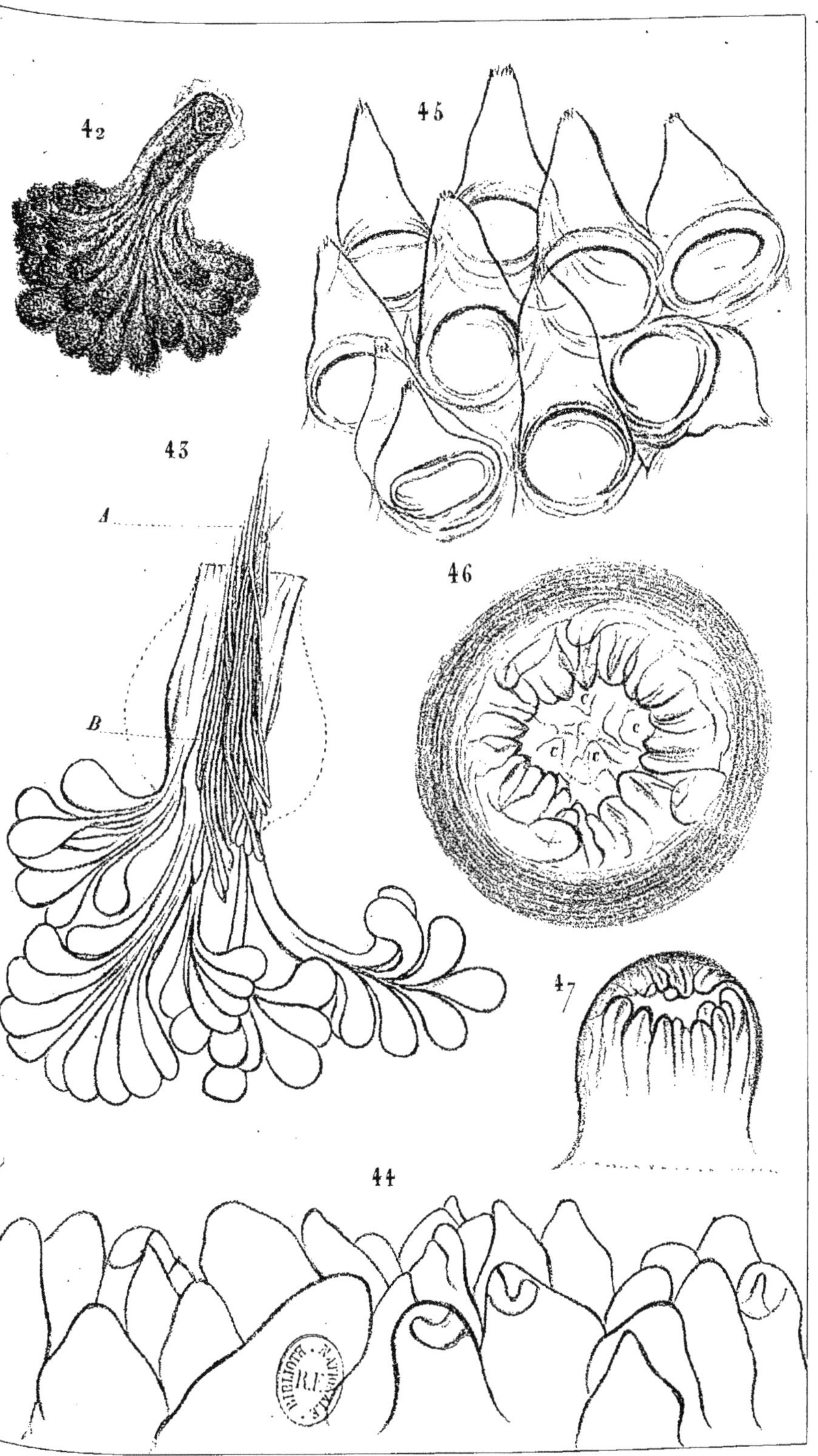
42
45
43
A
B
46
c
c
c
c
47
44
BIBLIOTH. NATIONALE R.F.

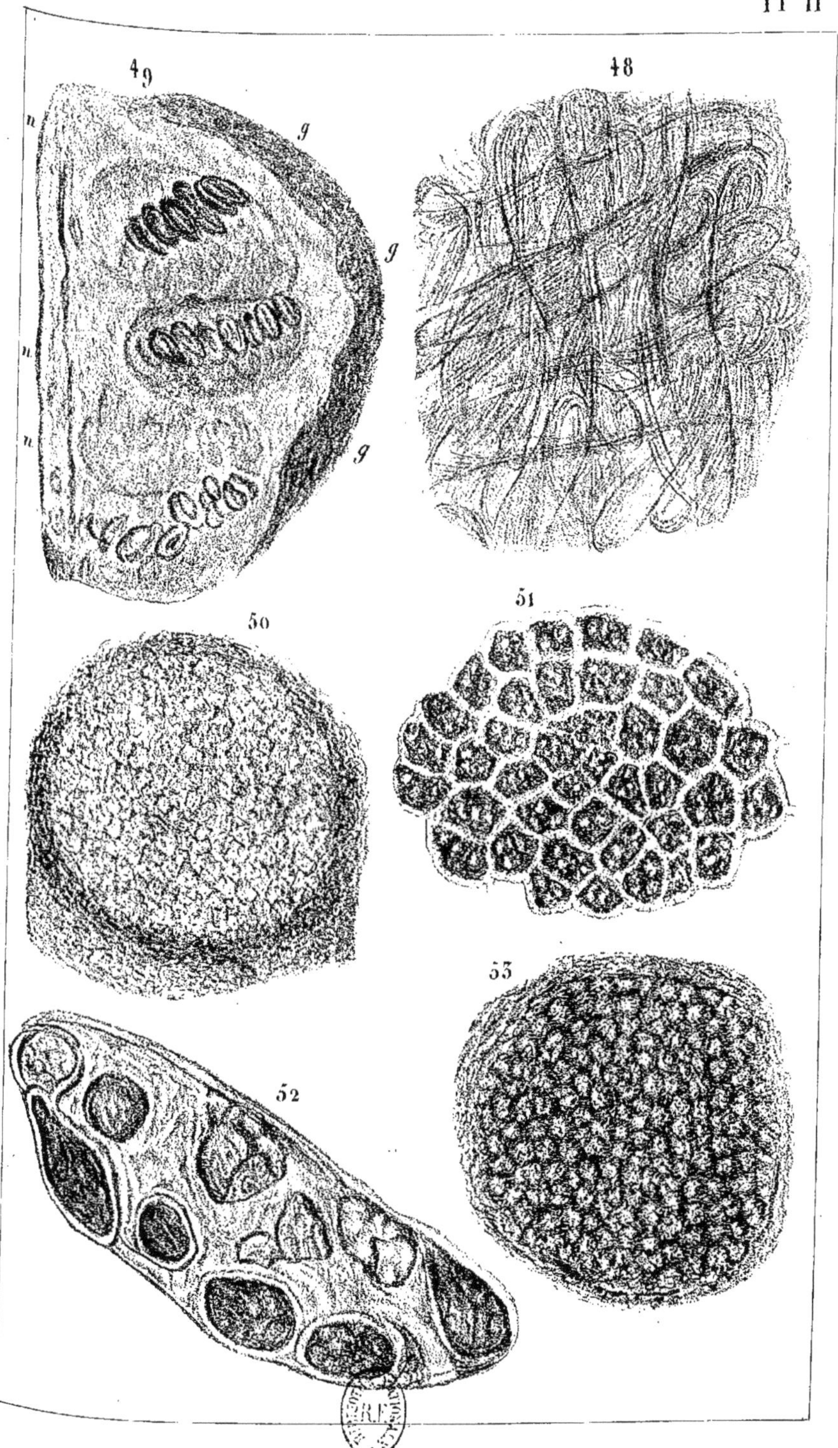
49
48
n
g
g
n
n
g
50
51
52
53

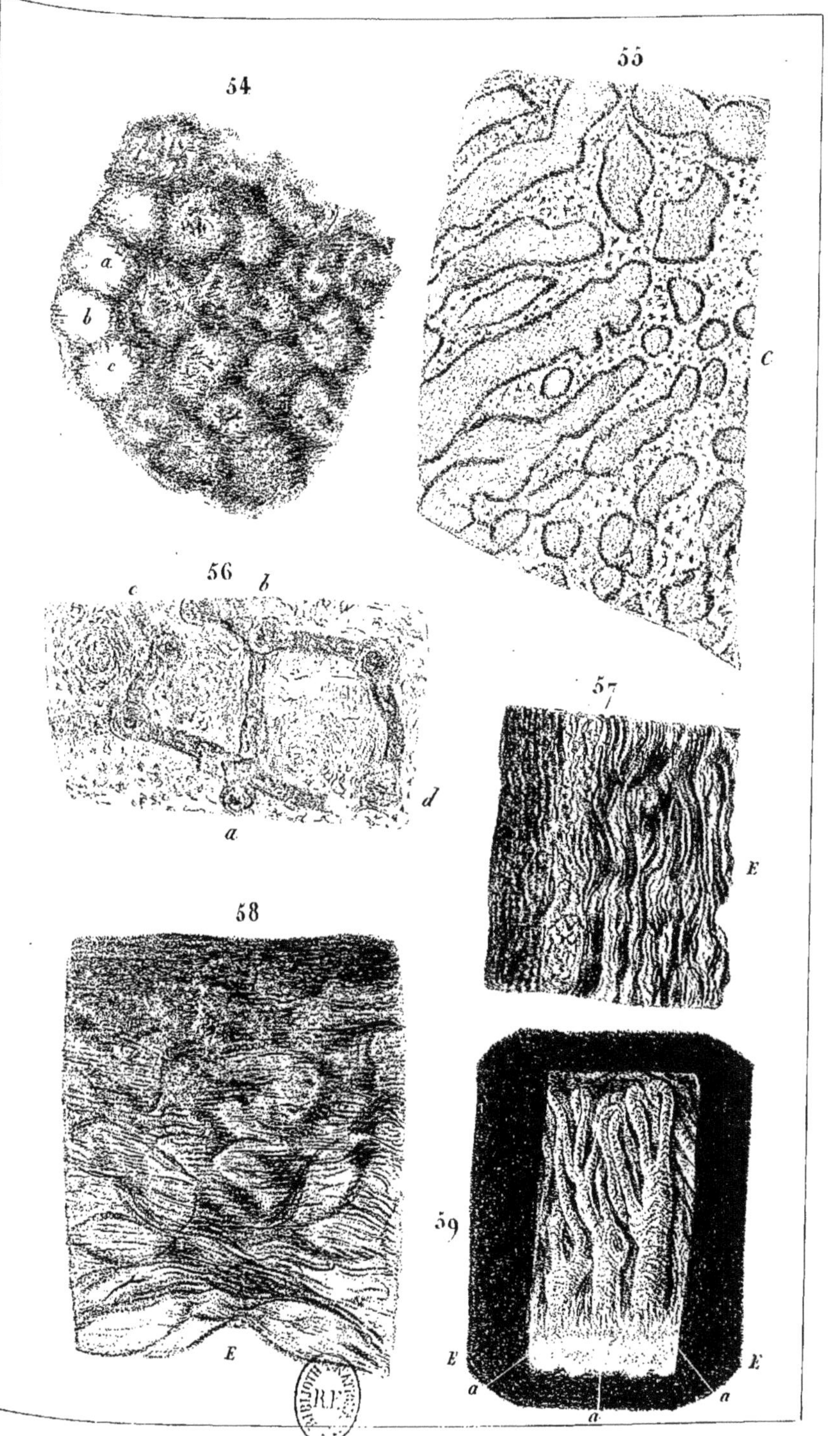
54
a
b
c
55
C
56
c
b
d
a
57
E
58
E
59
E
E
a
a
a

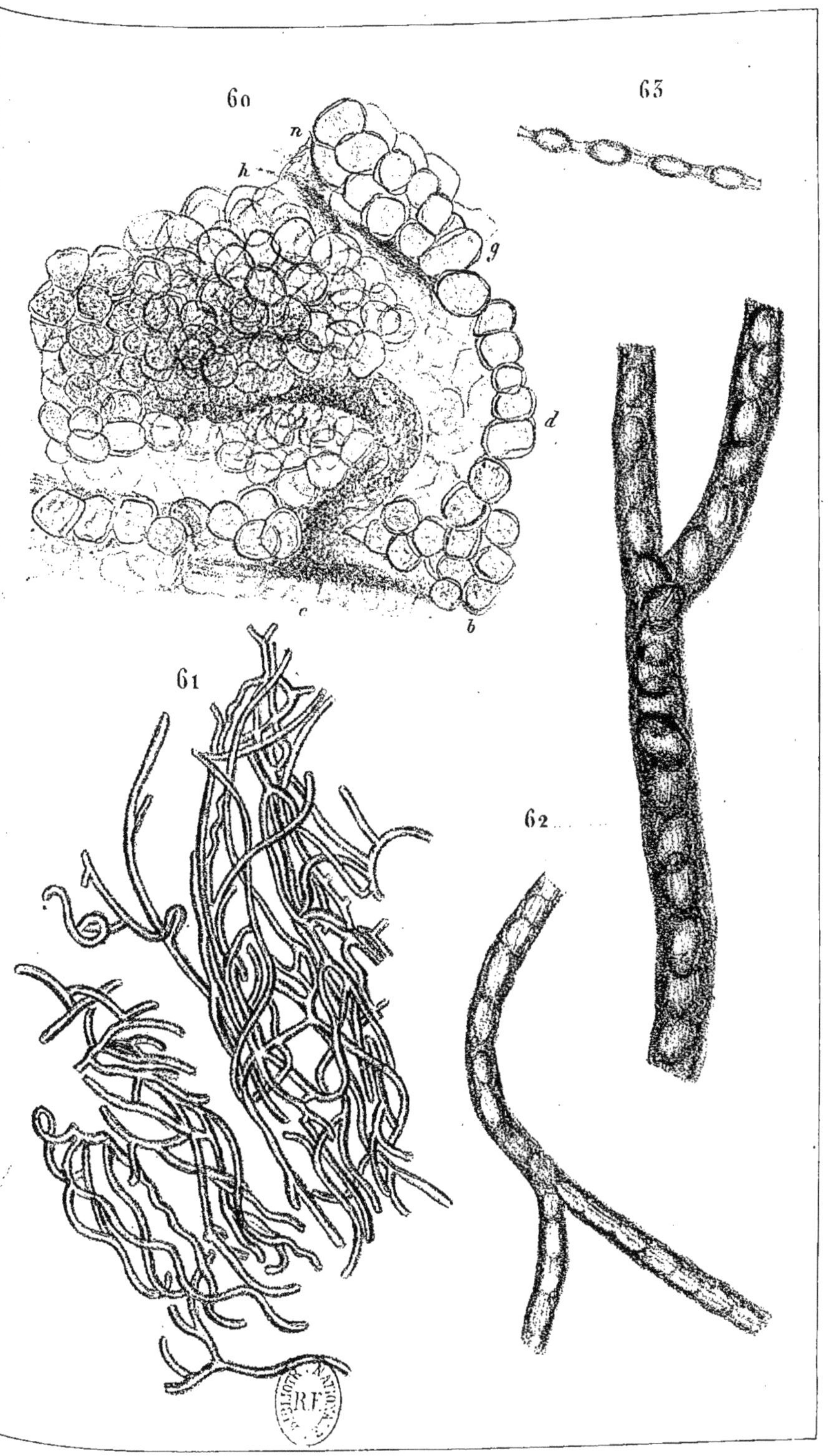
60
n
h
g
d
c
b
61
62
63

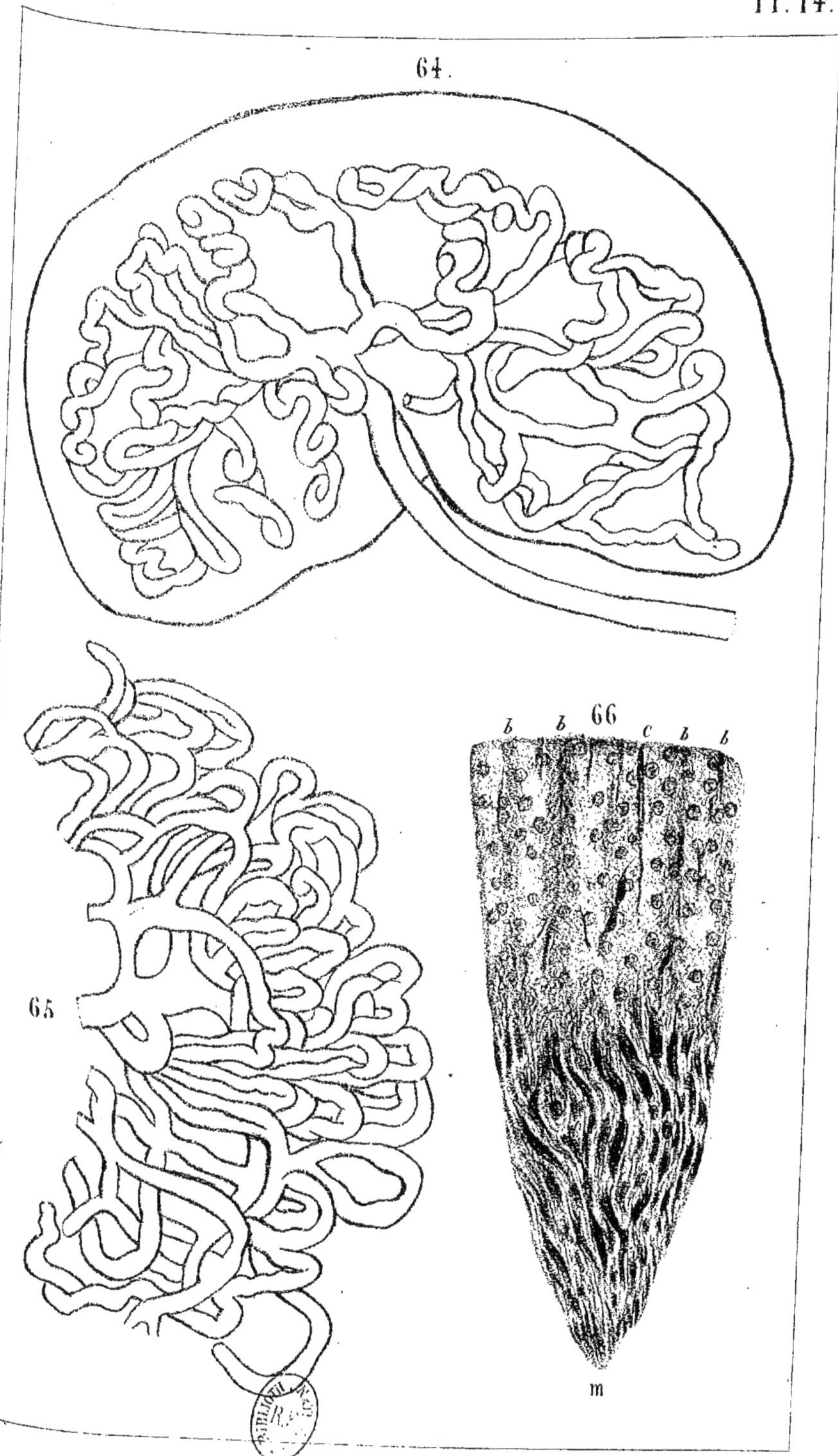
64.
65
66
b
b
c
b
b
m

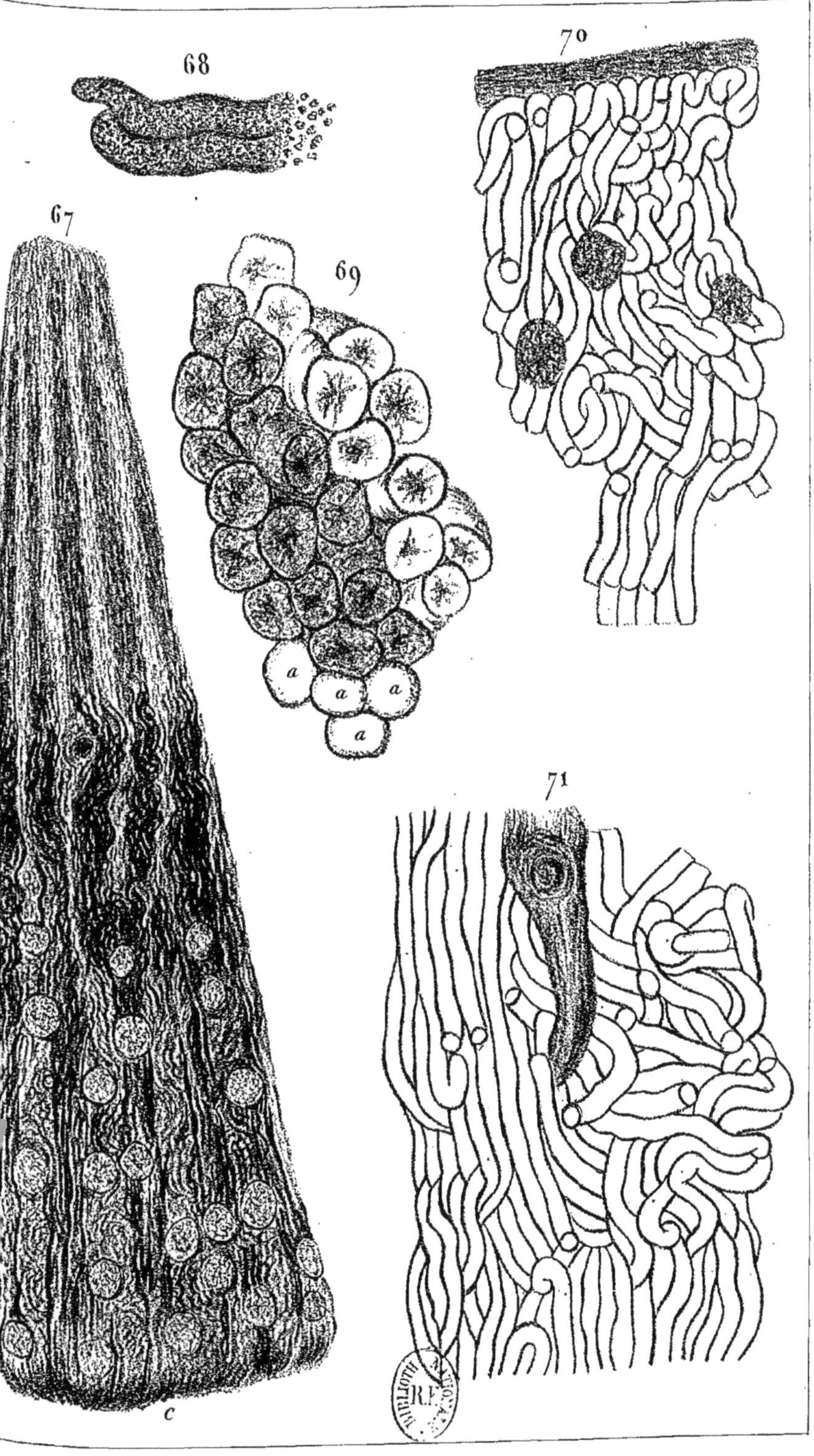
68
67
69
a
a
a
a
70
71
c

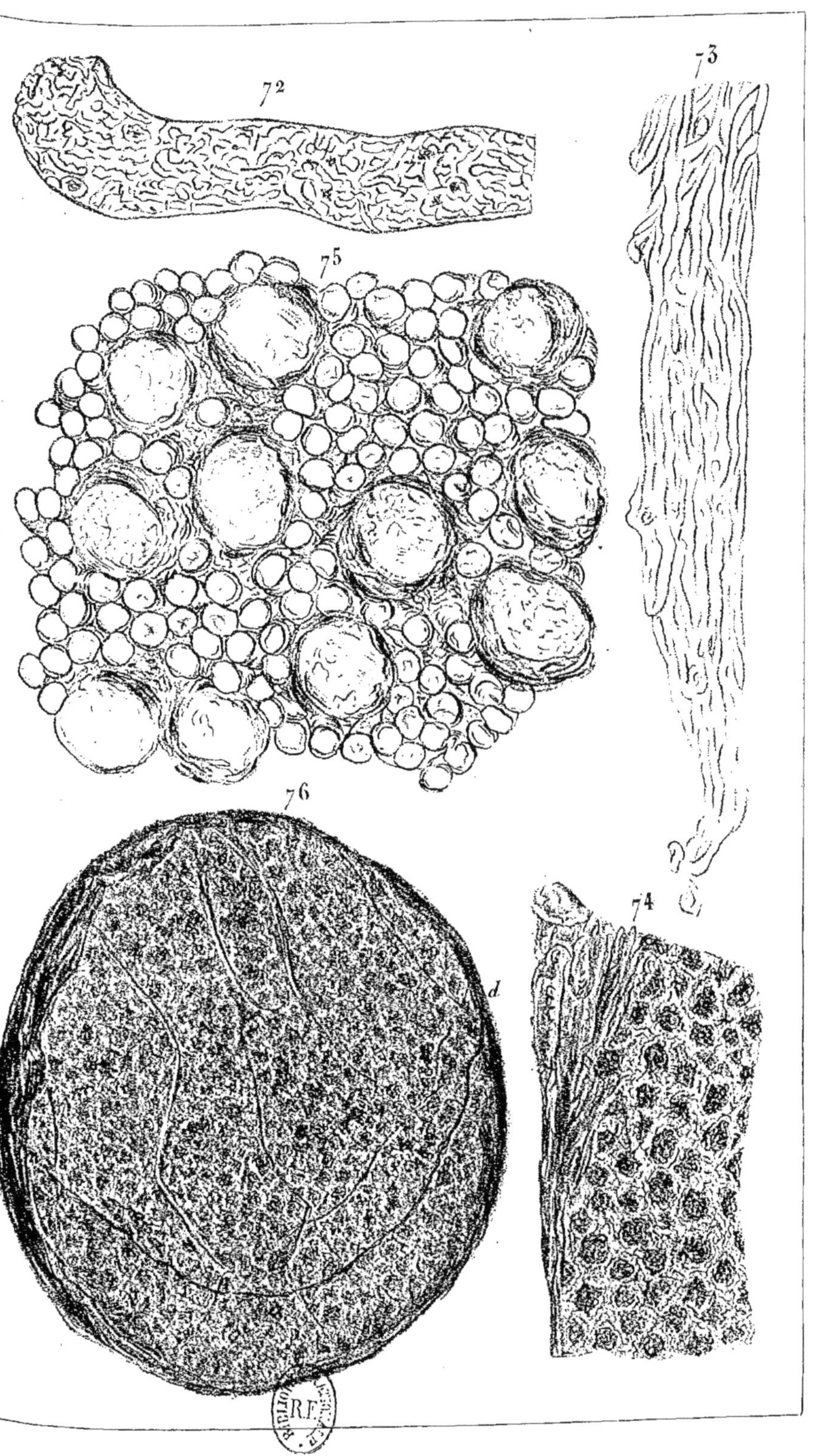
72
73
75
76
74
d

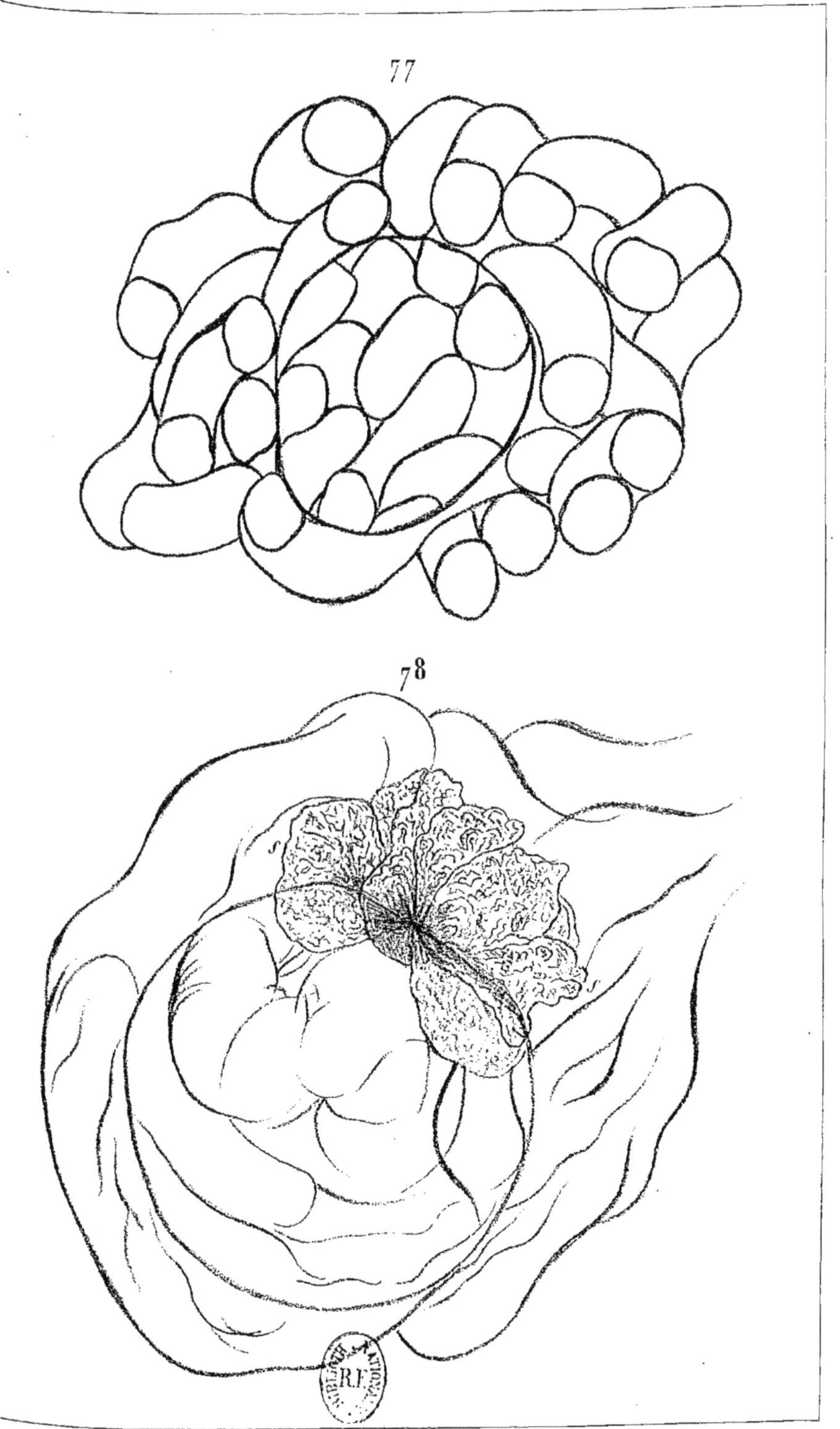
77
78
s
s

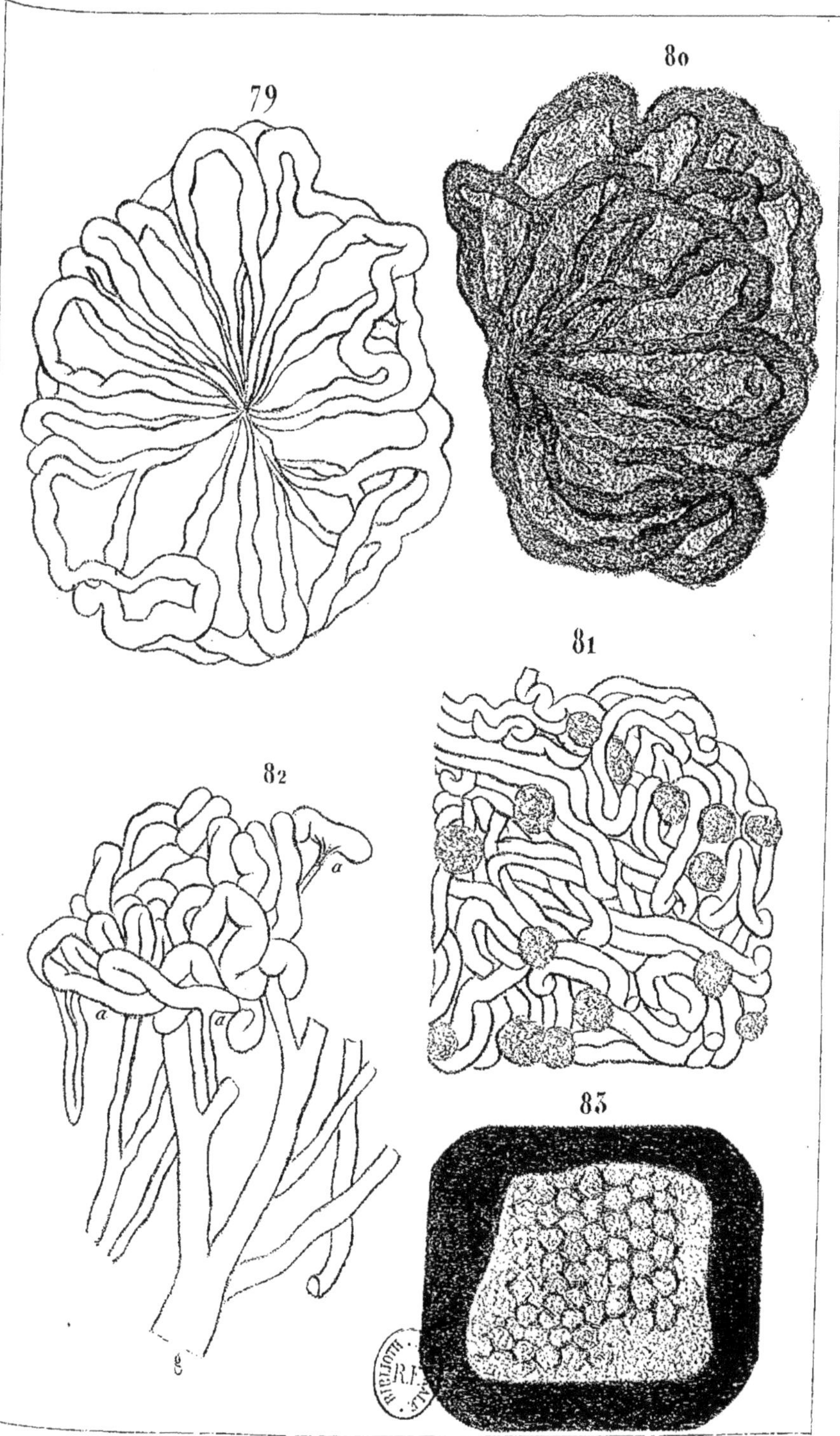
79
80
81
82
a
a
a
g
83

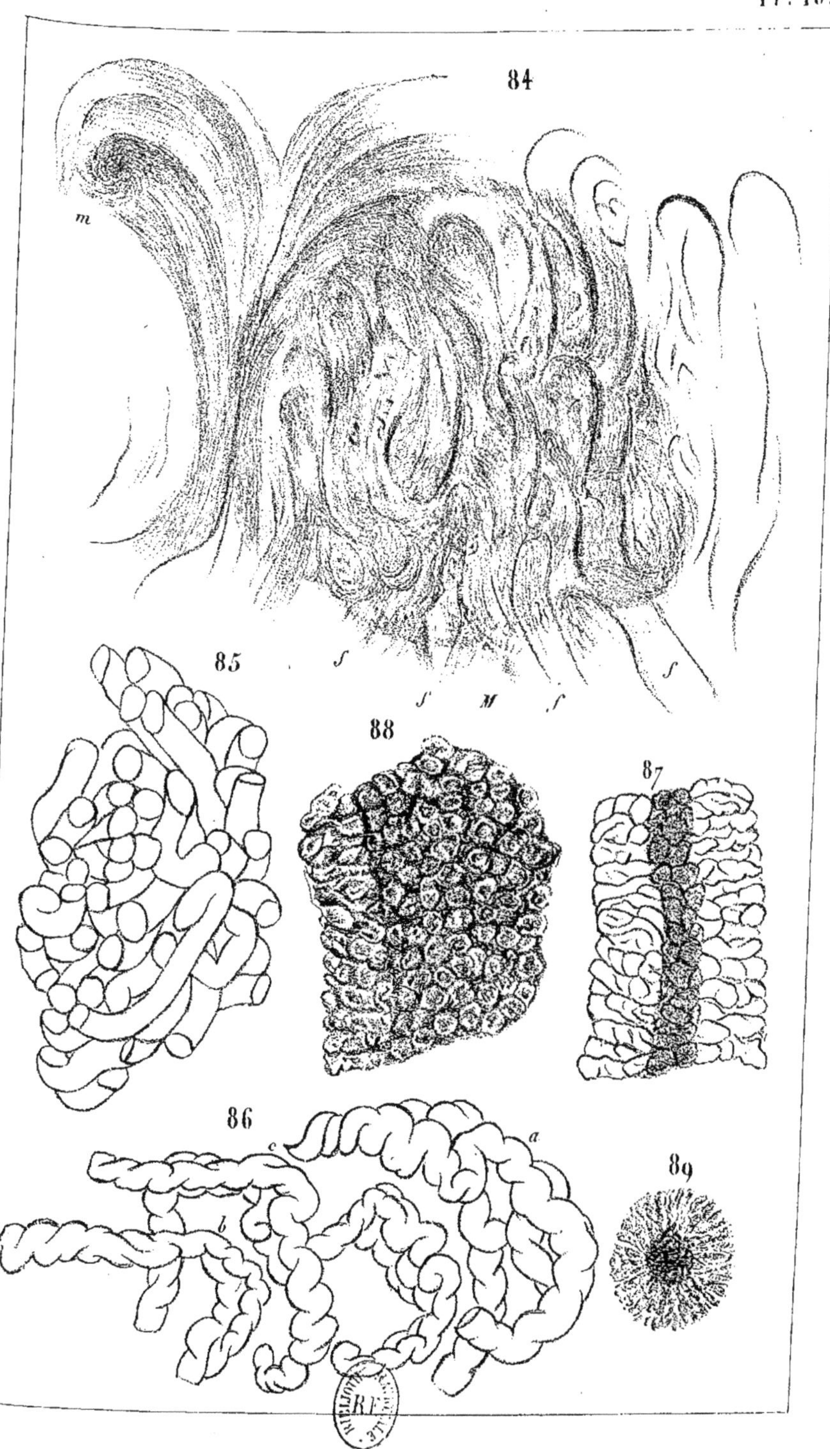
84
m
f
f
M
f
f
85
88
87
86
c
a
b
89

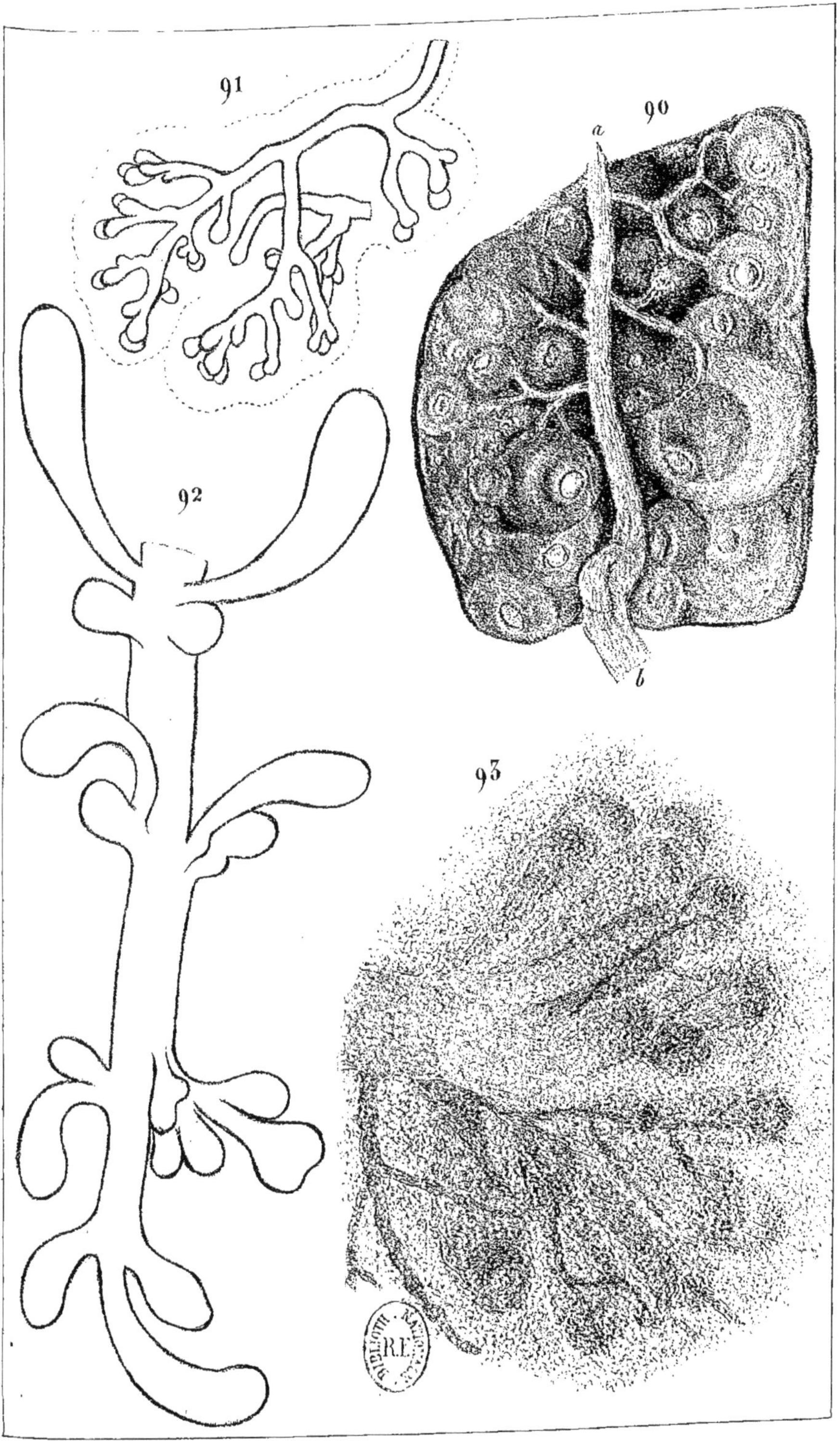
91
90
a
92
b
93

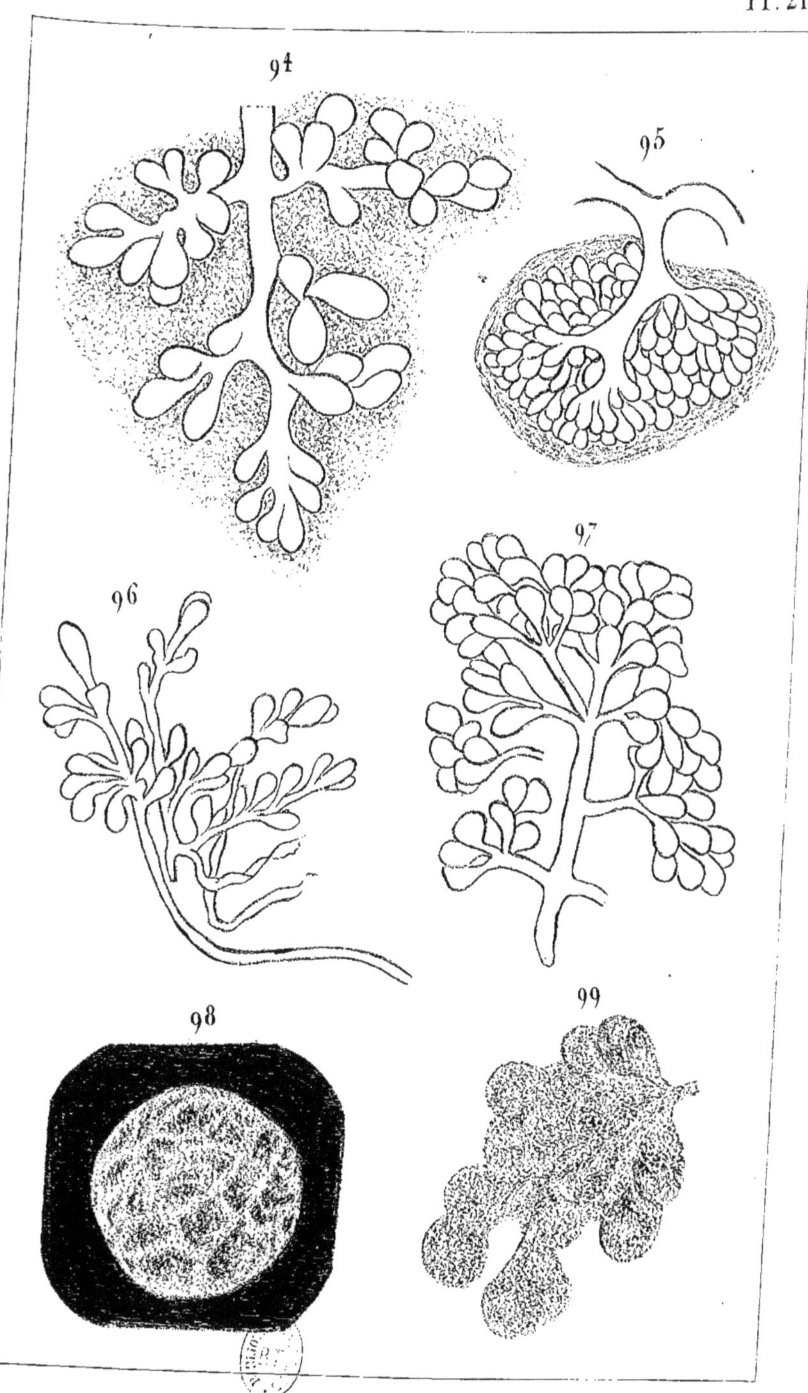
94
95
96
97
98
99

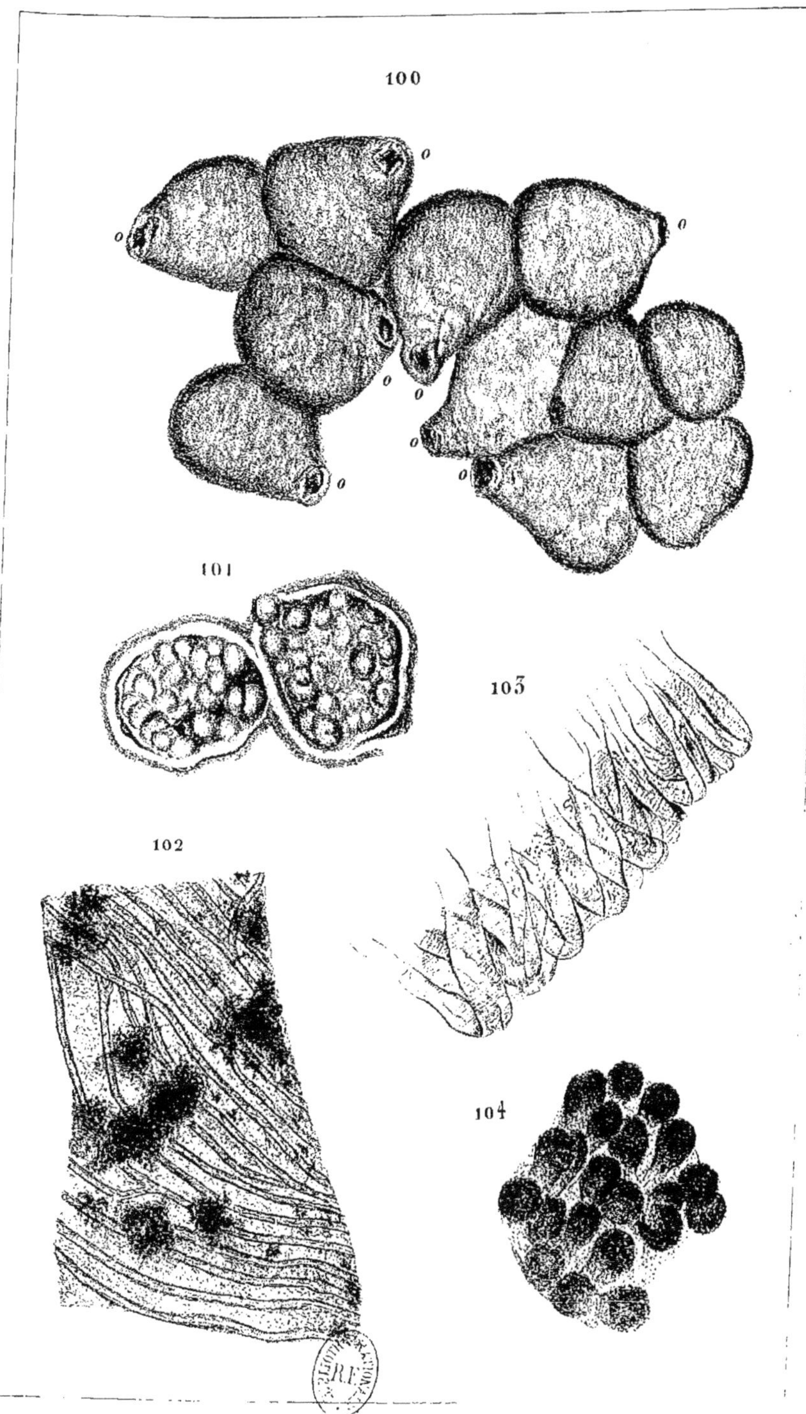
100
o
o
o
o
o
o
o
o
101
103
102
104

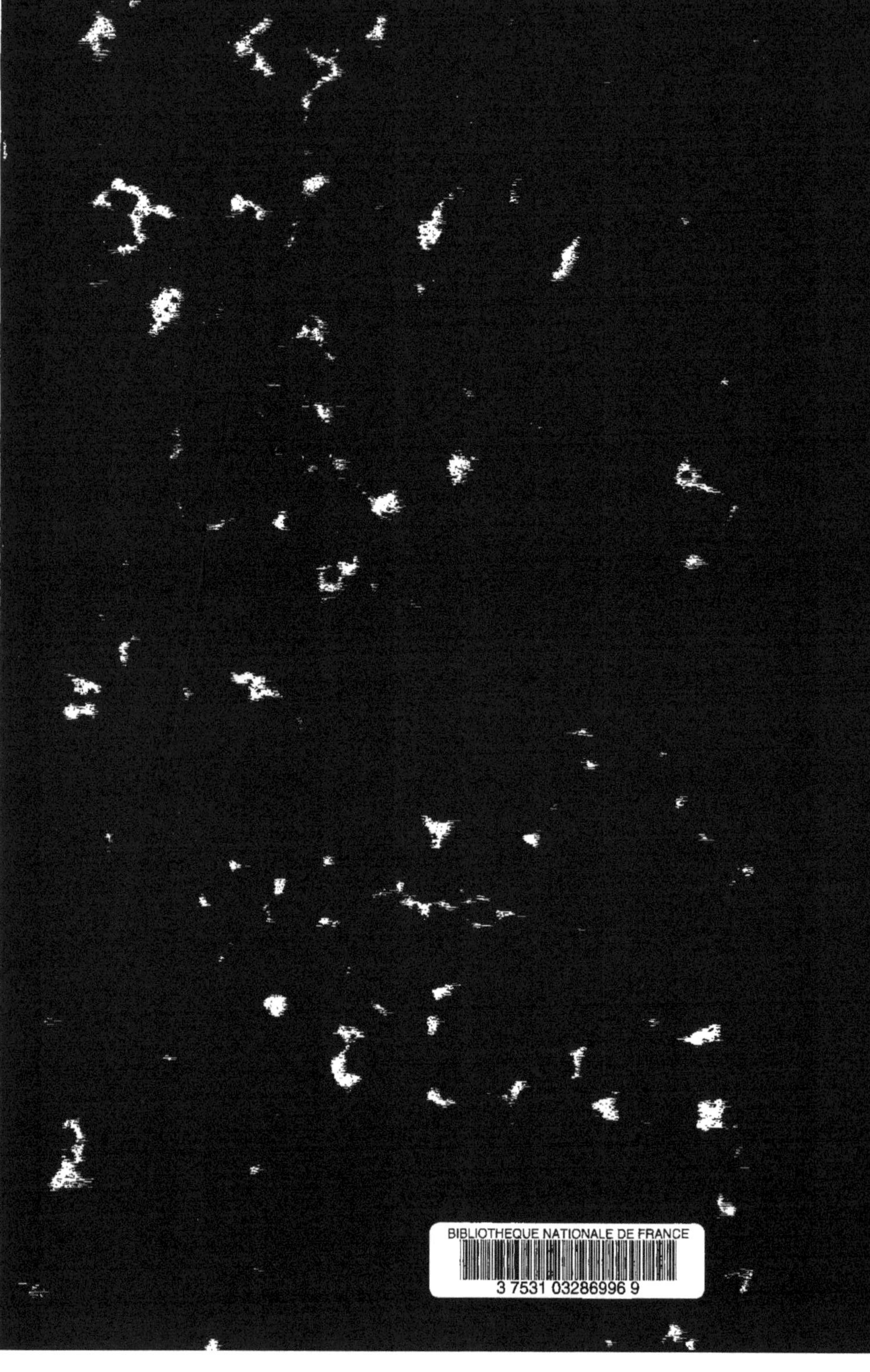

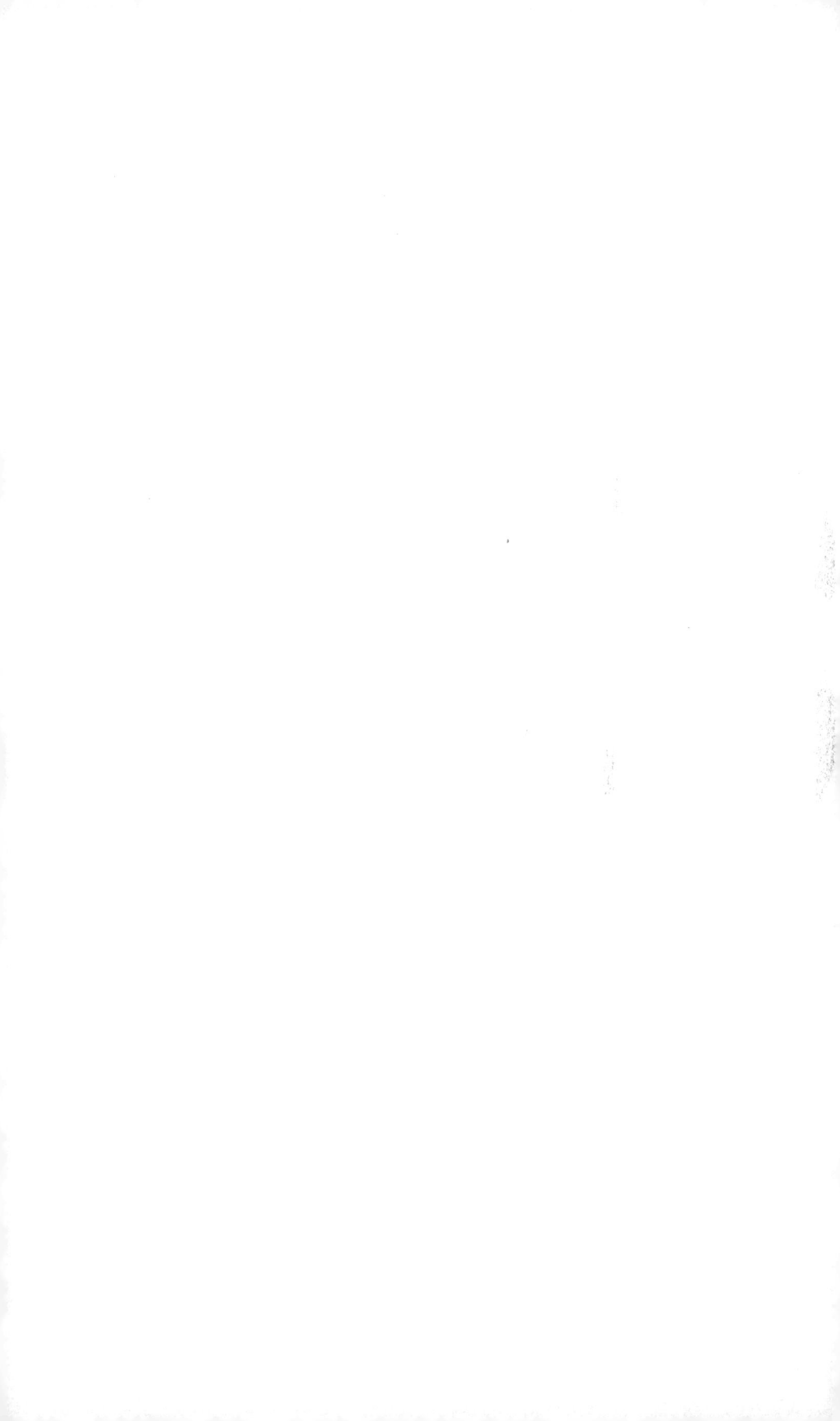

www.ingramcontent.com/pod-product-compliance
Ingram Content Group UK Ltd.
Pitfield, Milton Keynes, MK11 3LW, UK
UKHW021047200726
13857UKWH00003B/856